目录 CONTENTS

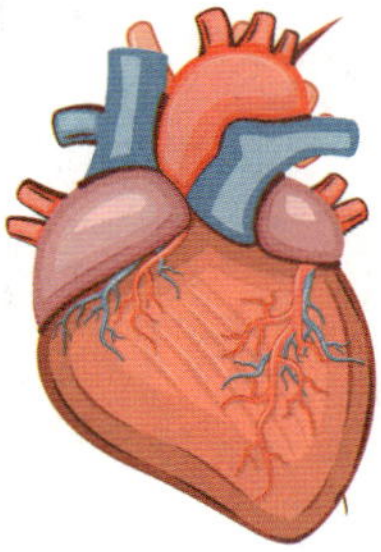

第一章　基础护理知识与技能

第一节　护理程序

一、护理程序的概念

- 理论框架：系统论
- 有计划地为护理对象提供：系统、全面、整体护理的工作方法

二、护理程序的步骤

护理评估→护理诊断→护理计划→护理实施→护理评价。

关键词

（评估与评价贯穿在整个护理过程之中）

1. 护理评估

护理评估
- 贯穿于整个护理程序实施过程
- 资料类型
  - 主观：患者主诉恶心、呕吐、头晕、心悸
  - 客观：护理人员观察、体检、仪器检测、实验室检查获得生命体征、心电图
- 资料来源
  - 直接：患者本人　必考点
  - 间接：家属、其他人员、检查
- 观察
  - 视觉检查：眼
  - 触觉检查：手
  - 听觉检查：耳
  - 嗅觉检查：鼻
- 护理体检
- 交谈
  - 交谈前：准备提纲、了解资料
  - 交谈时：不随意打断、给予反应
  - 交谈结束：小结、意见、致谢

2. 护理诊断

- 现存的（PSE）：目前已经存在，对个人、家庭或社区现存状况或生命过

小贴士 1

护理体检的方法是：视诊、触诊、叩诊、听诊、嗅诊

小贴士 2

资料的直接来源是患者本人，这是收集资料最佳的途径

程描述。体温过高（39 ℃）与肺部感染有关

- 危险的（PE）："现在未发生的""可能出现的""将会发生的""有……的危险"
- 健康的（P）："向更高水平发展" ①潜在的……增强；②执行……有效

PSE公式 ☆必考点

- P（问题）：诊断名称
- S（症状和体征）：诊断依据
- E（相关因素）：与……有关

医护合作性问题：护士不能独立完成，须与其他保健人员尤其是医生合作完成。如潜在并发症（电解质紊乱）。

护理诊断与医疗诊断的区别

要点	护理诊断	医疗诊断
对象及内容	家庭、个人或社区现存的或潜在的健康问题和生命过程反应	个体病理生理改变
变化	随疾病进展、患者反应而发生变化	病程中保持不变
决策者	护理人员	医师
职责范围	护理	医疗

3. 护理计划

①排序原则：

- 优先解决威胁生命的问题（首优问题），包括有窒息危险、气体交换受损

- 按马斯洛需求层次理论：低层次→高层次，优先解决现存的问题

②预期目标陈述：主语＋谓语＋行为标准＋条件状语。

③陈述目标的注意事项：

- 目标陈述的是护理对象的行为或行为改变
- 目标陈述应简单明了、切实可行，且目标应属于护理工作范围
- 目标应具有针对性，一个目标针对一个护理诊断
- 目标应有具体日期，可观察和测量
- 目标应与医疗工作相协调

④护理措施的类型。

- 依赖性护理措施：遵医嘱执行
- 独立性护理措施：护士独立执行
- 协作性护理措施：医护之间相互协作

4. 护理实施

将护理计划付诸实际行动。

5. 护理评价

始终贯穿于护理活动的全过程。

三、护理病案的书写

关键词

护理记录单（书写时可采用PIO格式进行记录）：

- P（problem）：患者的护理问题
- I（intervention）：针对患者的健康问题
- O（outcome）：经过护理后的效果

第二节 护士职业防护

一、概念

在护理工作中采取多种有效措施，保护护士免受职业性有害因素的损害，或将其危害降到最低程度。

常用防护措施包括：洗手、戴手套、穿隔离衣、戴护目镜、戴面罩。

二、职业损伤的危险因素

职业损伤的危险因素

- 生物性因素——细菌、病毒、支原体
- 物理性因素
  - 机械性损伤：负重伤（腰突）、扭伤、跌倒
  - 锐器伤
  - 放射性损伤
  - 温度性损伤
  - 噪声
- 化学性因素——化学消毒剂、化疗药
- 心理、社会因素

三、主要防护措施

1. 洗手

关键词

接触血液、体液、分泌物、排泄物及污染物后。

2. 防护用物

- 有伤口时应戴双层手套，加强防护
- 在操作过程中，手套破损后立即更换
- 接触血液、体液、分泌物、排泄物及污染物，应戴清洁手套

小贴士

- 护士职业安全中最常见的职业性有害因素是：生物性因素
- 护士患血源性传播疾病的最主要职业因素是：针刺伤

3. 锐器伤的伤口处理 必考点

- 挤：由伤口的近心端→远心端挤压，禁止在伤口局部按压止血
- 冲：肥皂水清洗伤口，并在流动水下反复冲洗；等渗生理盐水冲洗黏膜
- 消毒：75% 乙醇或 0.5% 碘伏，并包扎

4. 化疗药物损伤的防护

化疗药物损伤的防护
- 预防
  - 环境：操作台面覆以一次性防护垫
  - 护士
    - 戴帽子、口罩、护目镜、双层手套，穿防渗透隔离衣
    - 抽出药液不超过注射器容量的 3/4 为宜
    - 静脉给药时戴手套，加药速度不宜过快
- 处理
  - 外漏
    - 立即注明污染范围，避免他人接触
    - 药液溢洒应用吸水毛巾擦
    - 药粉用湿抹布轻轻抹擦
  - 护士—药液溅到皮肤或眼睛时反复清水冲洗
- 污染物处理
  - 所有污物、一次性物品焚烧处理
  - 其他物品分开放置、标记、高温处理
  - 48 h 内接触化疗患者的分泌物、排泄物、血液，应穿隔离衣、戴手套

5. 负重伤防护

使用保护用品，养成良好的生活习惯，避免过重负荷工作。

小贴士 1

锐器伤的处理步骤：一挤、二冲、三消毒、四上报

小贴士 2

搬重物正确的姿势是屈髋伸直腰，而不是弯腰屈膝

第三节　医院和住院环境

一、概述

1. 医院的任务

以医疗工作为中心。

2. 医院的分级

分级	定义	举例
一级医院	直接向社区提供医疗卫生服务的基层医院	农村乡、镇卫生院，城市街道卫生院
二级医院	向多个社区提供医疗卫生服务的地区性医院	一般市、县医院，省、直辖市的区级医院，厂矿、企业事业单位的职工医院
三级医院	跨地区、省、市及全国范围提供医疗卫生服务的医院，并指导一级、二级医院业务工作与相互合作	国家、省、市直属的医院，医学院的附属医院

二、门诊部

- 门诊部
  - 门诊护理工作
    - 预检分诊：首先进行
    - 安排候诊、就诊
      - 高热→发热门诊
      - 剧痛、呼吸困难、出血、休克→立即报告医生
      - 传染病、疑似传染病→安排隔离门诊
    - 实施治疗：严格无菌操作、消毒隔离
  - 急诊护理工作
    - 预检分诊："一问、二看、三检查、四分诊"判断病情轻重缓急
    - 抢救工作
      - 急救物品："五定"，完好率为100%（必考点）
      - 做好抢救记录：时间和执行医嘱的内容

小贴士 1

• 一问、二看、三检查、四分诊

• 危重患者——值班医生和抢救室护士

• 灾害性事件——护士长及有关科室

• 法律、交通、刑事——保卫科或公安

小贴士 2

"五定"：定数量和品种，定点安置，定人保管，定期消毒和灭菌，定期检查和维修

门诊部 — 急诊护理工作
- 抢救工作
  - 各种急救药品：空安瓿瓶、空瓶双人查对，记录后丢弃；输液袋、输血袋应统一处理，以便查对，血袋应保留 24 h 秒杀技
  - 严格查对制度，口头医嘱必须与医生复述核对，双方确认无误方可执行。抢救结束，6 h 内补齐医嘱 秒杀技
- 留观室：时间一般为 3～7 d

三、病区

1. 病区设置和布局

- 病区床位：30 ～ 40 张
- 病室床位：1 ～ 6 张
- 床间距：不少于 1 m 秒杀技

2. 病区的环境管理

物理环境管理
- 安静：白天声音强度为 35～40 dB
- 整洁度：干净、明亮、宽敞 秒杀技
- 温度：一般病室为 18～22 ℃
- 湿度：50%～60% 秒杀技
- 通风：每次通风 30 min 秒杀技
- 光线：自然光源和人工光源，破伤风病室光线宜暗
- 装饰：产生愉悦、舒适感
- 安全

小贴士

- 温度：18 ～ 22 ℃
- 婴儿室、老年人病房、手术室、产房：22 ～ 24 ℃
- 湿度：50 % ～ 60 %
- 温度过高——影响散热，神经系统受到抑制，消化和呼吸功能受到干扰
- 温度过低——肌肉紧张，易受凉
- 湿度过高——蒸发减弱，出汗受抑制，尿量增多，增加心、肾负担
- 湿度过低——干燥，不利于气管切开患者的护理

小贴士 1

备用床：准备接收患者；暂空床：新入院、暂时离床的患者；麻醉床：麻醉手术后患者

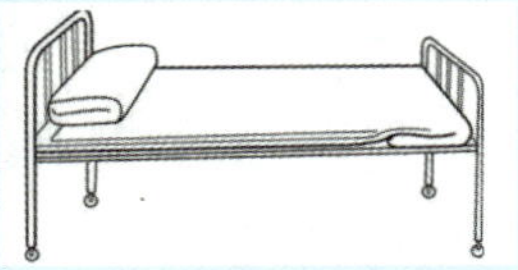

备用床

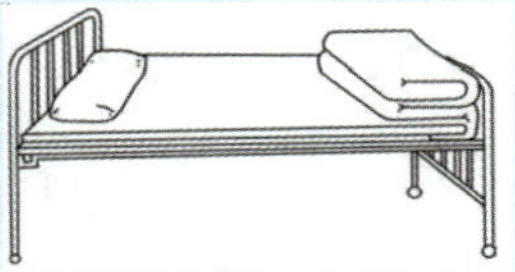

暂空床

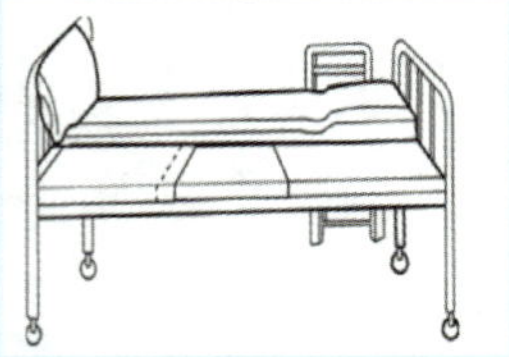

麻醉床

小贴士 2

对于急、危重症患者直接护送其进入病区

3. 铺床法

①备用床：

- 目的：保持病室整洁，准备迎接新患者
- 有人进餐时，暂停铺床
- 运用节力原则，防止意外

②暂空床：

- 目的：供新入院和暂时离床患者使用
- 将床头盖被向内反折 1/4，扇形散着于床尾

③麻醉床：

- 目的：护理麻醉术后患者
- 盖被纵向呈扇形三折于床一侧，开口向门，枕头横立于床头，开口背门。橡胶单和中单上端距床头 45 ~ 50 cm 秒杀技

第四节　入院和出院患者的护理

一、入院患者的护理

1. 住院处的护理

- 办理住院手续：持住院证
- 进行卫生处置：对有危、急、重症及即将分娩的患者视病情决定是否免浴；对有虱、虮的患者，先灭虱、虮，再进行卫生处理
- 护送患者：护送患者入病区，必要的治疗（如输液、吸氧）不能中断

2. 患者入病区后的初步护理

①一般患者护理：

- 准备床单位：将备用床改为暂空床
- 迎接新患者：通知医生诊查患者
- 填写相关表格：体温单，40 ~ 42 ℃横线间纵向填写　关键词
- 执行医嘱：及时正确执行医嘱

②急诊患者护理：

- 重症危急患者，立即在重症病房或抢救室做好抢救准备
- 通知医生配合抢救
- 认真做好交接工作

3. 分级护理

护理级别	适用对象	护理内容
特级护理	患者病情危重，应随时观察，以便进行抢救（严重创伤、复杂疑难的大手术后、器官移植、大面积烧伤）	关键词 专人24 h，严密观察生命体征，进行治疗、给药护理，记录出入量，基础护理，舒适和体位
一级护理	患者病情趋向稳定，应绝对卧床休息（大手术后、休克、昏迷、呼吸衰竭、肝肾衰竭、早产儿、高热）	关键词 每1 h巡视，观察病情变化；测量生命体征，治疗护理，基础护理，健康指导
二级护理	病情较重，部分自理（老年体弱、慢性病）	关键词 每2 h巡视，测量生命体征，治疗护理，健康教育
三级护理	病情较轻，基本自理	关键词 每3 h巡视，测量生命体征，治疗护理，健康教育

二、出院患者的护理

1. 出院护理

- 开具出院医嘱，通知患者及家属做好出院准备
- 办理出院手续
- 出院指导

2. 文件处理

- 填写出院时间表：用红笔在 40 ~ 42 ℃横线间纵向填写（关键词）
- 注销卡片
- 出院病历：护士长查阅后交病案室

3. 床单位处理

- 传染病患者病室及床单，按传染病终末消毒（关键词）
- 患者用过的床垫、床褥、棉胎、枕芯阳光暴晒 6h（秒杀技）

4. 出入院病历排列顺序

①入院病历：

必考点 体温单→医嘱单→入院记录→病史和体格检查单→病程记录→各种检查报告单→护理记录单→住院病历首页→门诊或急诊病历。

②出院病历：必考点

住院病历首页→出院（或死亡）记录→入院记录→病史和体格检查单→病程记录→各种检查检验报告单→护理记录单→医嘱单→体温单。

三、患者运送法

1. 轮椅运送法

- 身体尽量往后靠，不能自行下轮椅
- 注意保暖
- 下肢水肿、疼痛，则在脚踏上放脚垫以减轻不适

2. 平车运送法

①挪动法：

- 体重轻、病情允许并配合　关键词
- 平车与床平行紧靠床边，车轮制动，大轮靠近头侧
- 向平车移动时：按上半身→下半身的顺序
- 向床移动时：按下半身→上半身的顺序

②单人搬运法：

- 病情允许、体重轻但不能自行活动
- 平车头端与床尾成钝角

③2人或3人搬运法：病情允许、不能活动、体重较重。

④4人搬运法：帆布兜法，适用于病情较重或颈椎、腰椎骨折且不宜随意搬运的患者。

第五节　卧位和安全的护理

一、卧位

1. 卧位的性质

- 主动卧位　关键词
- 被动卧位：昏迷、极度衰弱、瘫痪
- 被迫卧位：支气管哮喘　必考点

2. 常用卧位

常用卧位—仰卧位
- 去枕仰卧位：全麻未清醒或昏迷患者，椎管麻醉或腰穿6~8 h患者，防止颅内压过低
- 中凹卧位：头胸抬高10°~20°，下肢抬高20°~30°，休克患者　必考点
- 屈膝仰卧位：腹部检查，导尿或会阴冲洗

小贴士1

- 2人：甲（头、颈、肩、腰）；乙（臀、腘窝）
- 3人：甲（头、颈、肩、背）；乙（腰、臀）；丙（腘窝、小腿）
- 4人：甲（头、颈、肩）；乙（小腿）；丙和丁（平车两侧）

小贴士2

- 被动卧位：患者自身无改变卧位的能力，躺在被安置的卧位
- 被迫卧位：患者意识清晰，有改变卧位的能力，但出于疾病、治疗原因，被迫采取的卧位（急性肺水肿、心包积液、支气管哮喘急性发作）

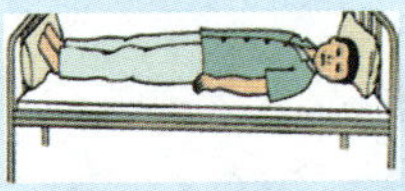
去枕仰卧位

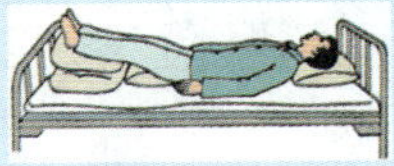
中凹卧位

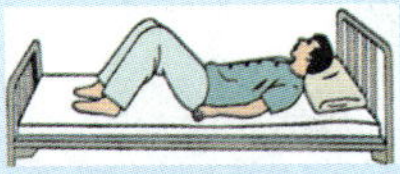
屈膝仰卧位

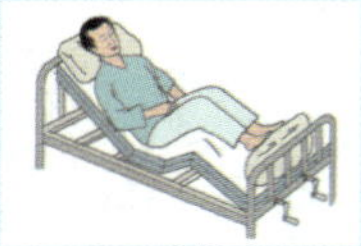

平坐卧位

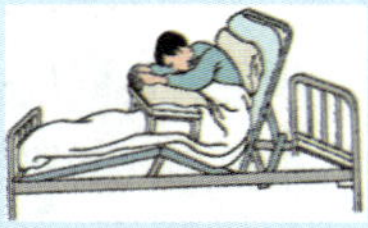

端坐卧位

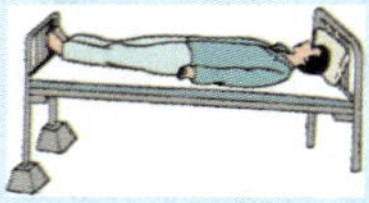

头低足高位

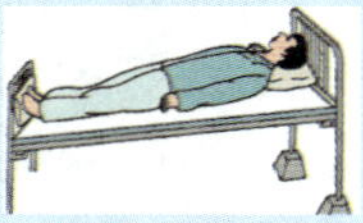

头高足低位

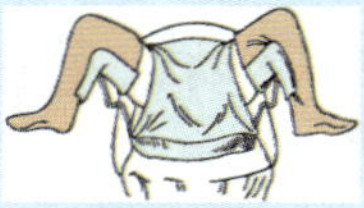

截石位

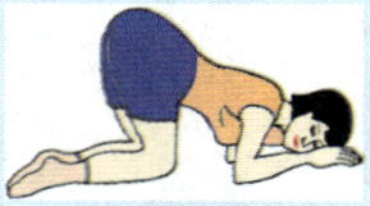

膝胸卧位

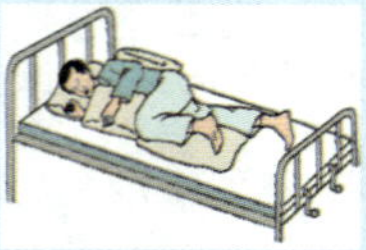

侧卧位

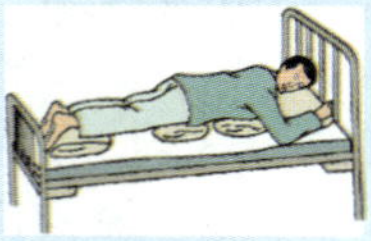

俯卧位

常用卧位

- 半坐卧位 ☆必考点
  - 面部及颈部手术后患者，减少局部出血
  - 心肺疾病导致的呼吸困难
  - 胸、腹及盆腔手术或有炎症患者
  - 腹部手术后减轻腹部切口张力和控制炎症局限
  - 疾病恢复期体质虚弱患者
- 端坐卧位
  - 急性肺水肿、心包积液、支气管哮喘
  - 床头抬高70°～80°，膝下支架成15°～20°
- 头低足高位
  - 肺部体位引流
  - 十二指肠引流，利于胆汁引流
  - 孕妇胎膜早破 ☆必考点
  - 跟骨及胫骨结节牵引
- 头高足低位
  - 颈椎骨折颅骨牵引
  - 降低颅内压，预防脑水肿
  - 开颅手术后
- 截石位
  - 会阴、肛门、阴道检查
  - 产妇分娩、膀胱镜
- 膝胸卧位
  - 肛门指诊、直肠和乙状结肠镜
  - 用于子宫后倾，矫正胎位
  - 产后促进子宫恢复
  - 法洛四联症
- 侧卧位
  - 灌肠、肛门检查
  - 臀部肌肉注射
- 俯卧位
  - 腰、背部检查
  - 胰、胆管造影
  - 腰背部有伤口或脊椎手术后
  - 胃肠胀气所致腹痛

二、更换卧位方法

- 更换卧位方法
  - 翻身侧卧法
    - 适用
      - 1 人协助翻身侧卧→体重较轻的患者
      - 2 人协助翻身侧卧→体重较重的患者
    - 患者仰卧，2 只手放于腹部，双腿屈曲
  - 轴线翻身法
    - 适用
      - 2 人协助轴线翻身→脊椎受损或脊椎手术后的患者
      - 3 人协助轴线翻身→体重较重的患者
    - 头、颈、腰、髋保持在同一水平，移至近侧

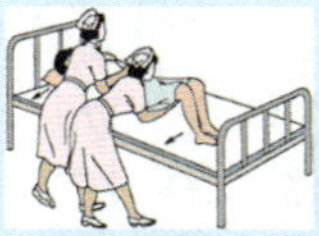

2 人协助翻身侧卧

三、保护具的应用

1. 床挡

保护患者，预防坠床。

2. 约束带

- 躁动或精神科患者
- 肩部约束带：限制患者坐起
- 尼龙搭扣约束带：用于固定手腕、上臂、踝部、膝部

3. 支被架

肢体瘫痪、极度虚弱的患者，烧伤后进行暴露疗法的患者。

第六节　医院感染的预防与控制

一、医院内感染

- 外源性感染：交叉感染，病原体来自患者体外
- 内源性感染：自身感染，病原体来自患者自身

二、清洁、消毒、灭菌

1. 概念

关键词

- 清洁：用物理方法清除污垢、尘埃和有机物
- 消毒：杀灭除芽孢外的所有病原微生物
- 灭菌：杀灭一切微生物

2. 消毒、灭菌方法

(1) 物理消毒、灭菌法：

方法	适用范围
燃烧法	无须保留物品，如污染的纸张，破伤风、气性坏疽感染的敷料，病理标本等
	急用金属器械及搪瓷类物品（锐利刀、剪除外，以免锋刃变钝）
干烤法	耐热、不耐湿、气体或蒸汽不能穿透的物品，如油剂、粉剂、金属、玻璃、陶瓷制品等
煮沸消毒法	耐湿、耐高温，如金属、玻璃、搪瓷、橡胶类，不能用于外科手术器械（关键词）
压力蒸汽灭菌法（必考点）	耐热、耐高压、耐湿，如敷料、搪瓷类、玻璃制品、器械、橡胶类、溶液、细菌培养基等，不能用于粉剂和油剂
日光暴晒法	床垫、毛毯、书籍、衣服等，阳光下暴晒 6 h
臭氧灭菌灯消毒法	空气、诊疗用水、物品表面、医院污水，消毒结束后 30 min 方可进入
电离辐射灭菌法（冷灭菌）	不耐热，如橡胶、塑料、高分子聚合物（一次性注射器、输液输血器）、精密医疗仪器、节育用具
微波消毒法	食品、餐具、化验单据、票证、药品，不能用于金属
过滤除菌	手术室、烧伤病房、器官移植病房

小贴士 1

- 水沸开始计时
- 在水中加入碳酸氢钠配制成 1% ~ 2% 的溶液，提高沸点，去污防锈
- 玻璃类物品在冷水或温水中放入，橡胶类物品水沸后放入
- 如果中途加入其他物品，则须等再次水沸后开始计时
- 海拔每增高 300 m，煮沸时间延长 2 min

小贴士 2

阳光下直射暴晒 6 h

小贴士 3

消毒结束后 30 min 方可进入

小贴士 4

- 20% ~ 30% 乙醇：急性肺水肿
- 25% ~ 35% 乙醇：乙醇拭浴
- 30% 乙醇：松懈头发打结
- 50% 乙醇：按摩皮肤
- 75% 乙醇：皮肤消毒、脐部消毒
- 95% 乙醇：燃烧静脉湿敷固定癌细胞

(2) 化学消毒灭菌法：

①化学消毒剂使用的灭菌法：浸泡法、擦拭法、喷雾法和熏蒸法。

②常用化学消毒剂：

化学消毒灭菌

- **过氧乙酸**
  - 用法：浸泡、擦拭及喷洒
  - 食品用工具、设备：0.05%过氧乙酸溶液，作用时间为10 min
- **戊二醛**（关键词）
  - 不耐热的器械、精密仪器及内镜
  - 2%戊二醛，加0.5%亚硝酸钠防锈
  - 使用前应用无菌蒸馏水冲洗
  - 秒杀技
- **环氧乙烷**
  - 电子仪器、光学仪器、医疗器械、化纤织物、皮毛、棉、塑料制品、书籍
- **含氯消毒剂**
  - 肝炎病毒、结核分枝杆菌、细菌芽孢污染，用2 000～5 000 mg/L消毒，时间在30 min以上
  - 将有效含氯量达到10 000 mg/L的干粉加入排泄物中，搅拌均匀，时间在2 h以上
- **过氧化氢**
  - 3%过氧化氢，消毒时间为30 min
- **碘酊**
  - 将2%碘酊均匀涂抹在皮肤上，擦拭2遍以上，时间为1～3 min，用75%乙醇脱碘
- **碘伏**
  - 外科手消毒：时间为3～5 min
  - 口腔黏膜：1 000～2 000 mg/L，时间为3～5 min
  - 阴道黏膜：用500 mg/L冲洗

小贴士1

熏蒸法：

- 纯乳酸：0.12 ml/m^3
- 食醋：5～10 ml/m^3

小贴士2

- 灭菌剂：过氧乙酸、戊二醛、环氧乙烷（全灭完算了）
- 高效消毒剂：高浓度含氯消毒剂、过氧化氢（过高）
- 中效消毒剂：碘酊、乙醇、碘伏、低浓度含氯消毒剂
- 低效消毒剂：氯己定（洗必泰）

三、无菌技术

1. 原则

- 环境：操作前 30 min 应停止清扫
- 工作人员操作：手必须保持在腰部以上
- 无菌物品：取出后，不可再放回 关键词
- 1 套无菌物品供 1 人使用 秒杀技
- 物品管理：无菌物品与非无菌物品分开放置
- 按先后顺序排放，按顺序使用
- 无菌包有效期为 7 d

2. 无菌技术操作方法

无菌技术操作方法

- 无菌持物钳（必考点）
  - 存放：消毒液应浸泡至轴节以上 2～3 cm 或镊子 1/2 处
  - 使用：无菌持物钳前端向下，不可倒转向上
  - 注意
    - 不能夹取油纱布
    - 手术室、门诊换药室、注射室等，每日更换 1 次。干燥存放，每 4 h 更换 1 次
- 无菌容器：开盖时，手不可触及内面，盖的内面朝上，有效期：24 h 秒杀技
- 无菌溶液
  - 取用：核对标签，先倒少许冲洗瓶口
  - 有效期：24 h
  - 溶液瓶与无菌容器保持一定距离
- 无菌包—有效期：24 h
- 无菌盘—有效期：4 h
- 无菌手套
  - 操作后，手套外面为污染面、内面为清洁面，脱手套时手不可触及手套外面
  - 戴手套前，外面为无菌面、内面为清洁面，手只能触及内面

四、隔离技术

1. 隔离区域划分

关键词

- 清洁区：医务人员更衣室、配膳室、值班室、库房
- 半污染区：医护办公室、化验室、病区内走廊、治疗室、护士站
- 污染区：病房、患者厕所和浴室、处置室

2. 隔离消毒原则

- 明确隔离标识，设施齐全
- 工作人员进入隔离区应戴帽子、口罩，穿隔离衣
- 每天消毒隔离区域
- 隔离区物品分类处理：必须严格消毒后才可递交给家属带回
- 解除隔离标准：3次细菌培养为阴性可解除隔离

3. 隔离种类

种类	适用疾病
严密隔离	鼠疫、霍乱、非典型肺炎等烈性传染病
呼吸道隔离	麻疹、水痘、猩红热、白喉、百日咳、流行性脑脊髓膜炎、肺结核等
消化道隔离	甲型、戊型病毒性肝炎，伤寒，细菌性痢疾等
接触隔离	破伤风、炭疽、狂犬病、气性坏疽等
血液、体液隔离	乙型、丙型、丁型肝炎及获得性免疫缺陷综合征（AIDS）等
昆虫隔离	流行性乙型脑炎、疟疾、斑疹伤寒、流行性出血热等
保护性隔离	又称反向隔离，如大面积烧伤、白血病、早产儿、获得性免疫缺陷综合征、脏器移植等（口诀：大白爱早期）

4. 隔离技术操作方法

(1) 口罩使用：

- 在传染病房工作后摘口罩时，应将污染面向内折叠摘下
- 一次性口罩有效期是4h秒杀技 必考点

(2) 手的清洗与消毒：七步洗手法→“内、外、夹、弓、大、立、腕”。

(3) 穿脱隔离衣：

- 操作前检查长短是否合适，完全覆盖工作服
- 衣领和内面为清洁面
- 穿隔离衣后，不能进入清洁区
- 每日更换1次
- 挂半污染区，清洁面向外；挂污染区，污染面向外 关键词

(4) 避污纸：从上面抓取。

小贴士

避污纸的使用：只能从纸面上抓取，不可掀页撕取

第七节 患者的清洁护理

一、口腔护理

1. 适应证

高热、昏迷、危重、长期禁食、正在鼻饲、口腔疾患。

2. 常用漱口液 关键词

- 0.9%氯化钠溶液：清洁口腔，预防感染
- 复方硼酸(朵贝尔)溶液：一般用于抑菌，能消除口臭
- 1%～3%过氧化氢溶液：遇有机物释放新生氧，抗菌、防臭，适用于口腔有溃烂坏死者
- 0.02%呋喃西林溶液：清洁口腔，广谱抗菌药
- 1%～4%$NaHCO_3$溶液：常用于真菌感染
- 0.1%醋酸溶液：铜绿假单胞菌感染

巧记口诀

一朵鲜花除臭

广西

侦探

假醋

3. 注意事项

- 凝血功能障碍：擦洗动作应轻
- 昏迷患者：禁止漱口（秒杀技），将开口器从臼齿下放入
- 传染病：按消毒隔离原则处理
- 长期应用抗生素：有无真菌感染
- 活动义齿：取下，置于冷水中

二、头发护理

头发护理

- 床上梳头
  - 协助患者抬头→将治疗巾铺于枕头上→将患者头偏向一侧
  - 梳发时，先梳发梢再到发根，头发打结用30%乙醇打湿（秒杀技）
- 床上洗头
  - 水温不超过40℃，过程中面色是否改变、脉搏有无变化、呼吸是否异常，如有改变，则应立即停止操作，通知医生
- 常用灭虱、虮药
  - 30%含酸百部酊剂：百部30 g，50%乙醇100 mL，加纯乙酸1 mL，加盖密封48 h
  - 用百部酊擦遍头皮和头发，时间为10 min；再戴帽子，24 h后取下帽子，用篦子去除死虱和虮

三、皮肤护理

1. 淋浴和盆浴

- 调节室温在22℃以上，浴室不宜闩门
- 饭后过1 h才能沐浴
- 盆浴浸泡时间不宜超过10 min
- 衰弱、创伤、患心脏病须卧床的患者，不宜淋浴和盆浴

2. 床上擦浴

- 室温在24℃以上
- 脱衣服：脱近侧→远侧，脱健肢→患肢
- 穿衣服：穿远侧→近侧，穿患肢→健肢

关键词

秒杀技

- 50% 乙醇按摩皮肤
- 若出现寒战、面色苍白，停止擦浴，通知医生

四、压疮的预防与护理

1. 压疮发生原因

关键词

- 压力：垂直压力、摩擦力、剪切力
- 理化因素刺激
- 全身营养不良、水肿

2. 压疮好发部位 必考点

- 侧卧位：耳廓、肩峰、肋骨、髋部、膝关节内外侧
- 仰卧位：最常发生在骶尾部
- 俯卧位：髂前上棘 秒杀技
- 坐位：坐骨结节处

3. 压疮分期

分期	临床表现
淤血红润期（Ⅰ期）	红、肿、热、痛
炎性浸润期（Ⅱ期）	紫红、硬结、水疱
浅度溃疡期（Ⅲ期）	溃疡，浅层组织化脓溃烂
坏死溃疡期（Ⅳ期）	破溃发黑，有臭味

秒杀技

4. 压疮预防

一般 2h 翻 1 次身，“七勤”。

5. 压疮护理

关键词

（1）淤血红润期：增加翻身次数。

（2）炎性浸润期：

- 减少未破溃小水疱摩擦，用无菌纱布包扎
- 大水疱应消毒局部皮肤，用无菌注射器抽出水疱内液体
- 若水疱破溃，用无菌纱布包扎

小贴士

“七勤”：勤观察、勤翻身、勤擦洗、勤按摩、勤整理、勤更换、勤交班

（3）溃疡期：解除压迫、清洁创面、促进愈合。

五、晨晚间护理

晨晚间护理
- 晨间护理
  - 扫床并整理，必要时更换被服
  - 协助口腔护理、洗脸、梳头、
  - 按摩皮肤
  - 协助翻身、叩背、排痰
  - 维持管道安全、通畅
  - 询问夜间睡眠情况
- 晚间护理
  - 协助排便、口腔护理
  - 洗脸、洗脚、洗手
  - 按摩皮肤

第八节　生命体征的评估

一、体温的评估与护理

1. 体温评估：

（1）正常体温：　秒杀技

- 口腔舌下温度：37℃（36.3～37.2℃）
- 直肠温度：37.5℃（36.5～37.7℃）
- 腋下温度：36.5℃（36～37℃）

（2）生理因素变化：

- 年龄：新生儿体温易受环境影响
- 性别：女性月经前和妊娠早期体温小幅升高
- 昼夜：02:00—06:00 体温最低，13:00—18:00 体温最高
- 其他：情绪激动、精神紧张、进食状态

（3）异常体温：

①发热过程：

发热过程 — 体温上升期
- 特点：产热＞散热
- 表现：畏寒、寒战
- 护理：保暖

小贴士 1

- 晨间护理在清晨诊疗工作前
- 晨间护理不包括给药

小贴士 2

- 低热：37.3～38℃
- 中等热：38.1～39℃
- 高热：39.1～41℃
- 超高热：＞41℃

小贴士 3

最主要的部位：

- 产热：肝脏、骨骼肌
- 散热：皮肤
- 散热方式：辐射（低温环境中）、对流、蒸发（高温环境中）、传导

小贴士 1

咬破水银体温计的处理：立即清除玻璃碎屑，再口服牛奶或蛋清（延缓汞的吸收），进食粗纤维食物

小贴士 2

发热时体温每升高 1 ℃，呼吸每分钟增加约 4 次

发热过程
- 高热持续期
  - 特点：产热 = 散热
  - 表现：面色潮红、皮肤灼热、口唇干燥
  - 护理：降温
- 退热期
  - 特点：散热 > 产热
  - 表现：大量出汗、脉搏细速、四肢湿冷
  - 护理：补液

②热型：必考点

- 稽留热：体温为 39 ~ 40 ℃，24 h 波动 < 1 ℃，见于伤寒、肺炎　秒杀技
- 间歇热：高热期与无热期交替出现，见于疟疾
- 弛张热：体温 >39 ℃，24 h 内温差 >2 ℃，最低温度仍高于正常，见于败血症、风湿热、肝脓肿等
- 不规则热：24 h 变化无规则，见于流感和肿瘤患者

③体温过高护理：

- 每 4 h 测量体温 1 次，体温恢复正常 3 d 后可逐渐递减至 2 次　关键词
- 降温：体温 > 39 ℃，可用冰袋敷头部；体温 > 39.5 ℃，用乙醇拭浴
- 药物降温后半小时测量体温
- 保暖、卧床休息、补充营养
- 口腔护理、皮肤清洁

2. 测量体温的方法

- 口腔测温法：含住口表，用鼻呼吸，3 min 后取出　秒杀技
- 腋下测温法：10 min 后取出
- 直肠测温法：插入 3 ~ 4 cm，测量 3 min

3. 体温计消毒

- 消毒液：75% 乙醇、1% 过氧乙酸

- 体温计检查：体温计甩到35℃以下，放入40℃以下温水中，3 min后取出检视体温计读数相差0.2℃，则该体温计不能再使用

二、脉搏的评估与护理

1. 脉搏评估

正常人脉搏为60～100次/min。

2. 异常脉搏 秒杀技

(1) 频率异常：

- 速脉：>100次/min，见于发热、甲状腺功能亢进、大出血前期、休克等
- 缓脉：<60次/min，见于窦房结功能低下、颅内压增高等

(2) 节律异常：

- 间歇脉：洋地黄中毒
- 脉搏短绌：心房纤颤 秒杀技
- 二联律、三联律

(3) 强弱异常：

- 洪脉：高热、甲状腺功能亢进、主动脉瓣关闭不全
- 丝脉：心功能不全、主动脉瓣狭窄、大出血
- 奇脉：吸气时脉搏明显减弱或消失，见于心包积液、哮喘 关键词
- 交替脉：节律正常而强弱交替，见于左心衰
- 水冲脉：骤起骤落，急促而有力，见于主动脉瓣关闭不全、甲状腺功能亢进

3. 测量方法

- 部位：首选桡动脉 必考点
- 方法：正常脉搏测量30 s×2，重症测量1 min
- 短绌脉：2人同时测量，1人测量心率，1人测量脉率，测量时间为1 min，记录方法为心率/脉率 关键词

小贴士

脉搏短绌（绌脉）：在同一单位时间内，脉率小于心率。其特点为心律完全不规则，心率快慢不一，心音强弱不等

三、呼吸的评估与护理

1. 呼吸的评估

正常人为 16 ~ 20 次/min。

2. 异常呼吸

秒杀技

异常呼吸

- **频率异常**
  - 呼吸过速：>24 次/min
  - 呼吸过缓：<12 次/min，颅内压增高
- **节律异常**
  - 正常
  - 深度呼吸（库斯莫尔呼吸）时，深而规则的大呼吸
  - 潮式呼吸（陈-施呼吸）时，浅慢—深快—浅慢—暂停（5 ~ 20 s），再重复，见于颅内压增高、酸中毒
  - 间停呼吸（毕奥呼吸）时，呼吸和呼吸暂停现象交替出现，见于呼吸中枢衰竭
- **声音异常**
  - 蝉鸣样：喉头水肿、痉挛、异物
  - 鼾声呼吸：深昏迷患者
- **呼吸困难**
  - 吸气性：喉头水肿、异物，表现为“三凹征”
  - 呼气性：支气管哮喘
  - 混合性：重症肺炎、大面积肺不张

3. 测量呼吸方法

- 正常：一般观察 30 s×2
- 异常：观察 1 min
- 危重或呼吸微弱：少许棉花放鼻孔前，测量时间为 1 min

关键词

四、血压的评估与护理

1. 血压评估

以肱动脉为标准：

秒杀技

- 收缩压：90 ~ 139 mmHg
- 舒张压：60 ~ 89 mmHg
- 脉压：30 ~ 40 mmHg

小贴士 1

“三凹征”的凹陷部位：

- 胸骨上窝
- 锁骨上窝
- 肋间隙软组织

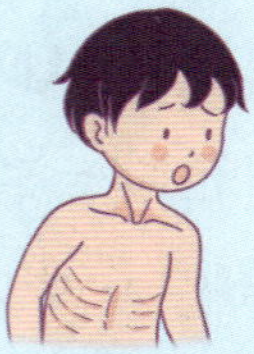

三凹征

小贴士 2

1 mmHg ≈ 0.133 kPa

2. 异常血压

- 高血压：收缩压≥140 mmHg和（或）舒张压≥90 mmHg
- 低血压：收缩压<90 mmHg和（或）舒张压<60 mmHg
- 脉压增大：>40 mmHg，主动脉瓣关闭不全
- 脉压减小：<30 mmHg，心包积液、主动脉瓣狭窄、缩窄性心包炎

3. 测量血压方法

- 部位：肱动脉 必考点
- 观察："四定"，定时间、部位、体位、血压计 关键词
- 测量：坐位时，肱动脉与第4肋软骨平；仰卧位时，平腋中线水平
- 干扰因素：袖带过宽偏低，过窄偏高，过松偏高，过紧偏低 秒杀技

第九节 患者饮食的护理

一、医院饮食

1. 基本饮食

- 普通饮食
- 软质饮食：老、幼患者和处于手术恢复阶段的患者
- 半流质饮食：发热、口腔疾患、咀嚼能力差、消化功能差的患者
- 流质饮食：高热、病情严重、各种大手术后的患者

小贴士

- 袖带下缘距肘窝2～3 cm，松紧以能放入一指为宜
- 打气至搏动音消失，再上升20～30 mmHg；放气时速度为4 mmHg/s

巧记口诀

测量血压时干扰因素：窄松高，宽紧低

小贴士 1

无盐低钠饮食：

• 无盐：不放盐，饮食中含钠＜0.7 g/d

• 低钠：食物中含钠＜0.5 g/d

小贴士 2

不同患者的饮食要求总结：

• 肾脏疾病：肾病综合征为正常量优质动物蛋白饮食；其他肾脏疾病均为低蛋白、低盐饮食

• 心血管系统疾病：低盐、低热量、低脂、低胆固醇饮食

• 消化系统疾病：少渣、低脂饮食

2. 治疗饮食

• 高热量饮食：甲状腺功能亢进、结核、高热、大面积烧伤患者 关键词

• 高蛋白饮食：结核、大面积烧伤、严重贫血、低蛋白血症、癌症患者

• 低蛋白饮食：急性肾炎、尿毒症、肝性脑病患者

• 低脂肪饮食：肝、胆、胰疾病患者，＜40 g/d

• 低盐饮食：肾炎、心脏病、肝硬化患者，食盐量＜2 g/d，含钠量＜0.8 g/d 秒杀技

• 盐低钠饮食：同低盐饮食，水肿较重者含钠量＜0.5 g/d

• 少渣饮食：伤寒、腹泻、痢疾、食管胃底静脉曲张患者

• 高膳食纤维饮食：便秘、糖尿病、肥胖患者

• 低胆固醇饮食：高胆固醇血症、高脂血症和动脉粥样硬化患者，胆固醇摄入量＜300 mg/d

• 要素饮食：严重烧伤、胃肠道瘘者。口服温度一般为 37 ℃，鼻饲/经造瘘口注入温度为 38～40 ℃。口服法，30 滴/min，逐渐增加至 60～70 滴/min

秒杀技

3. 试验饮食

（1）胆囊 B 超： 关键词

• 前 3 d：禁食牛奶、豆制品

• 前 1 d：午餐为高脂饮食

• 晚餐：无脂、低蛋白饮食

• 当天：禁食早餐，第 1 次 B 超检查后如果胆囊显影良好，让患者进食高脂肪餐，30 min 后进行第 2 次 B 超检查

关键词

（2）潜血试验：前3 d禁食肉类、动物血液和肝脏，以及含铁药和绿色蔬菜。

（3）吸碘试验：检查前2周，禁食含碘高的食物。

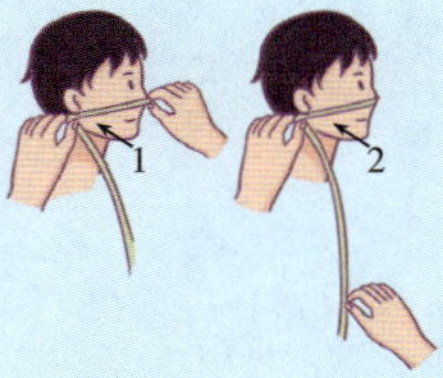

测量胃管插入长度

二、鼻饲法

1. 适应证

昏迷、口腔疾患、食管狭窄、食管气管瘘、拒绝进食。

2. 操作方法 必考点

（1）测量胃管插入长度（长度一般为45～55 cm）：秒杀技

- 测量前额发际线至剑突的长度
- 测量鼻尖到耳垂再到剑突的长度

（2）过程：

- 患者出现恶心、呕吐时，暂停插管
- 插入过程不畅，检查胃管是否盘曲在口腔中
- 呛咳、呼吸困难、发绀，立即拔出，休息片刻再插入

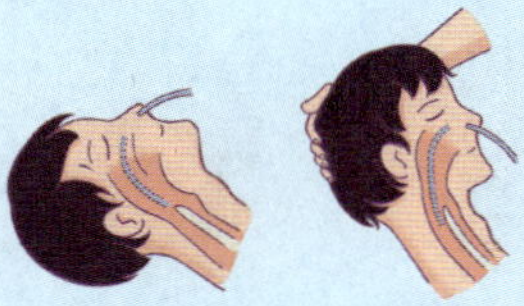

昏迷患者插胃管

（3）当胃管插到咽喉部（10～15 cm）：

- 清醒：叮嘱患者做吞咽动作
- 昏迷：使患者下颌贴近胸骨柄，增大咽喉部通道

必考点

（4）验证胃管在胃内的3种方法：

- 方法一：抽出胃液
- 方法二：胃管末端放于温水中，无气泡溢出
- 方法三：用无菌注射器注入10 mL空气，听气过水声

(5) 灌注食物及药：

- 先注入少量温开水 秒杀技
- 鼻饲每次不超过 250～400 mL，间隔＞2 h
- 胃管每周更换 1 次，晚上最后 1 次鼻饲后拔出，第 2 天早上从另一侧插入
- 新鲜牛奶和果汁分别注入胃管，防止两者混合产生凝块 关键词
- 禁用：上消化道出血后、食管胃底静脉曲张

第十节 冷热疗法

一、冷疗法

1. 冷疗作用

- 控制炎症扩散：降低细胞新陈代谢及微生物活力
- 减轻疼痛：降低末梢神经敏感性
- 减轻局部充血或出血：局部软组织损伤早期、鼻出血
- 降低体温

2. 冷疗的影响因素

- 冷疗方式：同等温度下湿法比干法效果好
- 冷疗面积：效果与面积大小成正比
- 冷疗时间：15～30 min 秒杀技
- 冷疗部位：颈部、腋下、腹股沟
- 个体差异：老年人反应迟钝，婴幼儿冷疗耐受低

3. 冷疗的禁忌

冷疗的禁忌
- 血液循环障碍
- 慢性炎症或深部有化脓病灶，组织损伤、破裂或有开放性伤口
- 对冷过敏，禁用冷部位
  - 枕后、耳廓、阴囊处：冻伤
  - 心前区：心率减慢、心律不齐
  - 腹部：腹泻 关键词
  - 足底：引起一过性的冠状动脉收缩

4. 冷疗方法

冷疗方法
- 冰袋或冰囊
  - 目的：降温、止血、镇痛、消炎
  - 部位：前额处、头顶部、颈部、腋窝
  - 用冰袋或冰囊冷疗后 30 min 测量体温 秒杀技
- 冰帽或冰槽
  - 用于头部降温，从而减轻脑细胞的损害，应定时测量肛温，使其维持在 33 ℃，不宜低于 30 ℃
- 冷敷法
  - 开放性伤口，按无菌原则处理
- 乙醇拭浴
  - 25%～35% 乙醇 200～300 mL，温度在 30 ℃左右 秒杀技
  - 头部置冰袋
  - 足底置热水袋 关键词
  - 时间：15～20 min
  - 禁忌证：过敏、局部血液循环不良、血液病患者、新生儿

小贴士

乙醇拭浴时头部置冰袋以防止头部充血，足底置热水袋以利于散热

二、热疗法

1. 热疗作用

- 促进炎症的局限和消散
- 缓解疼痛
- 减轻深部组织充血
- 保暖

2. 热疗的禁忌证 ☆必考点

- 急腹症尚未明确诊断前
- 面部危险三角区的感染
- 软组织损伤早期（48 h）
- 各种脏器内出血、出血性疾病

小贴士 1

新鲜尿液有特殊气味，来源于尿中的挥发性酸，静置后有氨臭味

小贴士 2

尿液颜色异常

- 血尿：红色或棕色，镜下血尿>3个/高倍镜，见于急性肾小球肾炎、尿路结石、泌尿系统肿瘤（全程无痛肉眼血尿）
- 血红蛋白尿：呈酱油色或浓茶色，见于溶血反应
- 胆红素尿：黄褐色或深黄色，见于阻塞性黄疸及肝细胞黄疸
- 乳糜尿：呈乳白色，见于丝虫病
- 脓尿：白色混浊，镜下脓尿>5个/高倍镜，见于尿路感染

小贴士 3

- 上消化道出血：柏油样大便
- 下消化道出血：暗红色血便
- 胆道梗阻：白色陶土样大便
- 阿米巴痢疾、肠套叠：果酱样大便
- 霍乱：米汁水样大便
- 肛裂、痔疮：便后有鲜血

3. 热疗方法

秒杀技

热疗方法
- 干热法
  - 热水袋的使用：保暖、解痉、镇痛，热水袋温度为60～70 ℃，适用于婴幼儿、老年人，昏迷、有末梢循环不良症状、麻醉未清醒、感觉障碍者的热水袋温度不高于50 ℃
  - 红外线灯
    - 一般灯距：30～50 cm
    - 时间：20～30 min
    - 皮肤色斑为紫红色，停止照射
- 湿热法
  - ①湿热敷：消炎、消肿、解痉、镇痛。3～5 min更换敷布1次，时间为15～20 min，水温为50~60 ℃。有伤口处注意无菌操作
  - ②热水坐浴：会阴、肛门疾病及手术后止痛和促进引流。水温为40～45 ℃，时间为15～20 min。月经期、妊娠末期、产后2周内、阴道出血、盆腔器官有急性炎症时，不宜坐浴，以免感染
  - ③温水浸泡：消炎、镇痛、清洁及消毒伤口。水温为43～46 ℃，时间为30 min，有伤口处注意无菌操作

第十一节 排泄护理

一、尿和大便

尿
- 正常量：1 000～2 000 mL；尿比重：1.015～1.025，呈弱酸性
- 排尿异常
  - 多尿：>2 500 mL/24 h 秒杀技
  - 少尿：<400 mL/24 h或<17 mL/h
  - 无尿：<100 mL/24 h或12 h无尿
  - 糖尿病酮症酸中毒，呈烂苹果味
  - 酱油色或浓茶色为血红蛋白尿

大便
- 正常排便次数：1~3次/d；正常量：100~300 g
- 便秘：<3次/周

二、排尿异常

1. 尿潴留

（1）膀胱容积可增加3 000 ~ 4 000 ml，叩诊实音。

（2）处理：诱导排尿无效时采取导尿术。

2. 尿失禁

- 真性尿失禁（完全性尿失禁）
- 假性尿失禁（充溢性尿失禁）
- 压力性尿失禁（不完全性尿失禁）
- 处理：导尿术

3. 导尿术 ☆ 必考点

（1）女性患者导尿消毒2次：

- 初次：自上而下，由外向内 关键词
- 再次：自上而下，由内向外再向内

（2）男性：将阴茎提起与腹壁成60°，耻骨前弯消失。

秒杀技

（3）女性：见尿后插入5 ~ 7 cm。

三、排便异常的护理

1. 排便异常

- 腹泻：防止水、电解质紊乱
- 大便失禁：重建控制排便能力
- 便秘：帮助排便措施无效后灌肠

2. 大量不保留灌肠

- 目的：解除肠胀气、清洁肠道、高热降温
- 溶液：0.1% ~ 0.2%肥皂水、0.9% NaCl溶液；

小贴士1

膀胱刺激征：尿频、尿急、尿痛，见于膀胱及尿路感染

小贴士2

- 尿潴留的处理：所有方法都尝试无效，才用导尿术，不首选导尿术
- 便秘：诱导和缓泻剂、通便剂无效时选择灌肠法

小贴士3

第一次放尿量不可超过1 000 ml，大量放尿，可能导致虚脱和血尿

小贴士4

- 伤寒患者灌肠不超过500 ml，液面高度≤30 cm
- 肝昏迷：禁用肥皂水
- 充血性心力衰竭：禁用0.9% NaCl溶液
- 降温灌肠时间：30 min

- 一般为 39～41 ℃，降温时为 28～32 ℃，中暑时为 4 ℃
- 液量：成人为 500～1000 mL/次，儿童为 200～500 mL/次
- 高度：40～60 cm；深度：7～10 cm；时间：5～10 min 秒杀技
- 卧位：左侧卧位 关键词
- 阿米巴痢疾：右侧卧位

3. 小量不保留灌肠

- 目的：软化粪便、解除便秘、减轻腹胀
- 溶液：1、2、3 溶液（50% $MgSO_4$ 30 mL，甘油 60 mL，温开水 90 mL） 关键词
- 高度：＜ 30 cm；深度：7～10 cm；时间：10～20 min 秒杀技

4. 保留灌肠

- 目的：①镇静、催眠用 10% 水合氯醛；②抗肠道感染用 2% 小檗碱、0.5%～1% 新霉素及其他抗生素，剂量遵医嘱
- 液量：≤ 200 mL
- 高度：＜ 30 cm；深度：15～20 cm；时间：＞ 1 h 秒杀技

第十二节　药物疗法和过敏试验法

一、给药的基本知识

1. 药物的保管

- 易挥发、潮解、风化：装密封瓶并盖紧，如乙醇、糖衣片、酵母片 关键词
- 易氧化和遇光变质：装深色密封瓶，如盐酸肾上腺素、维生素 C

小贴士 1

肛管排气：

- 插入深度：15～18 cm
- 肛管保留时间：≤ 20 min，每次间隔 2～3 h

小贴士 2

标签颜色：

- 内服药：蓝色边
- 外用药：红色边
- 剧毒药：黑色边

- 易燃、易爆：单独存放，远离明火和乙醚、乙醇
- 易被热破坏：存放于2～10℃冰箱内，如疫苗、抗毒血清、青霉素皮试液
- 专人药物：注明床号、姓名，单独存放

2. 给药途径

药物吸收顺序：气雾吸入＞舌下含服＞直肠给药＞肌内注射＞皮下注射＞口服给药＞皮肤给药。

3. 给药次数和时间　必考点

qm：每晨1次	qn：每晚1次
qd：每日1次	bid：每日2次
tid：每日3次	qid：每日4次
ac：饭前	pc：饭后
st：立即	qod：隔日1次
hs：临睡前	qh：每小时1次
prn：需要时（长期）	sos：需要时（临时，12 h内）
ID：皮内注射	H：皮下注射
IM/im：肌内注射	PO：口服
12n：12:00	12mn：00:00

二、口服给药

1. 备药

- 先取固体药，再配液体药
- 固体药：用药匙取　关键词
- 液体药：药液不足1 mL、油剂及按滴计算的药液，应用滴管吸取药，可先在药杯中加少量冷开水，以免药液附着药杯内壁，影响剂量准确

2. 发药　关键词

- 发药前由2人重新核对，无误方可发药
- 确认患者服下后方可离开

小贴士

- 对牙齿有腐蚀作用的药物：应用吸水管，吸服后漱口
- 健胃药、增进食欲的药物：宜饭前服用
- 助消化的、对胃黏膜有刺激的药物：宜饭后服用
- 止咳糖浆：最后服用，服用后不宜立即饮水
- 磺胺类、发汗药物：服用后多饮水
- 强心苷类药物：使用前先测量脉搏，脉率＜60次/min停用

三、雾化吸入疗法

雾化吸入疗法

- 超声雾化吸入法
  - 常用药物
    - 庆大霉素：预防和控制呼吸道感染
    - 氨茶碱、沙丁胺醇：解除支气管痉挛
    - α-糜蛋白酶：稀释痰液，帮助祛痰
    - 地塞米松：减轻呼吸道水肿
  - 操作要点
    - 药物稀释至30～50 mL
    - 操作时间：15～20 min
    - 指导患者深呼吸
    - 雾化罐、口含嘴、螺纹管浸泡消毒1 h
    - 水槽内加入蒸馏水，温度不超过50℃
- 氧气雾化吸入法
  - 操作要点
    - 氧气湿化瓶内不放水，调节氧流量为6～8 L/min
    - 口含嘴放入口中，叮嘱患者闭口深呼吸
    - 治疗完毕，取下雾化器，再关氧气开关

秒杀技

小贴士1

• 水槽内水温超过50℃或水量不足：应先关机，再更换冷蒸馏水

• 雾化罐内药液过少，不必关机，从盖上小孔向内加药

• 连续使用雾化器时，中间应间歇30 min

四、注射给药法

1. 注射原则

- 严格查对制度：“三查八对一注意”，检查药物质量，注意药物配伍禁忌
  关键词
- 严守无菌操作原则
- 严格消毒制度：一人一套一巾
- 药物现配现用
- 选择合适部位
- 排尽空气
- 检查回血
- 无痛技术：“两快一慢”

小贴士2

• “三查”：操作前、操作中、操作后查

• “八对”：床号、姓名、药名、浓度、剂量、方法、时间、药品有效期

小贴士3

“两快一慢”：进针快、拔针快、推药液慢

2. 各种注射法

各种注射法

- **皮内注射（ID）**
  - 操作：询问过敏史，75%乙醇消毒，与皮肤成 5°角刺入
  - 部位
    - 药物过敏试验：前臂掌侧下段
    - 预防接种：上臂三角肌下缘
  - 秒杀技
  - 注意事项
    - 皮试前准备 0.1% 盐酸肾上腺素
    - 忌用安尔碘 关键词
    - 拔针后勿用棉签按压
- **皮下注射（H）**
  - 操作：与皮肤成 30°~40°角，针梗进入 1/2~2/3
  - 部位：上臂三角肌下缘、腹部、后背、大腿前侧及外侧
  - 注意事项：不宜超过 45°角，以免刺入肌肉
- **肌内注射（IM）**
  - 操作：进针角度成 90°，深度约为针梗的 2/3
  - 部位：肌肉丰富的臀大肌、上臂三角肌
  - 注意事项：切勿把针梗全部刺入；两种药液同量注射时，要注意配伍禁忌
- **静脉注射（IV）**
  - 操作：进针角度成 15°~30°
  - 部位
    - 成人：手背静脉网
    - 婴幼儿：头静脉
  - 注意事项：穿刺点上方约 6 cm 扎止血带，从远心端开始

3. 静脉穿刺失败的常见原因

- 针头过浅未刺入血管内：无回血、肿胀
- 针头斜面未全部进入血管内：有回血、肿胀
- 针头刺破对侧血管壁：有回血、不一定隆起（少量药液）
- 针头穿刺对侧血管壁：无回血、不一定隆起（少量药液）

小贴士 1

（1）臀大肌定位法：
①十字法：臀裂顶点，髂嵴最高点
②连线法：髂前上棘和尾骨连线的外上 1/3 处
（2）臀中肌、臀小肌定位法：
①示指尖和中指尖分别置于髂前上棘和髂嵴下缘处
②髂前上棘外侧三横指处。（以患者手指宽度为标准）
（3）股外侧肌定位法：在大腿中段外侧，膝关节上方髋关节下方约 7.5 cm 宽的范围
（4）上臂三角肌定位法：上臂外侧，肩峰下 2～3 横指处
（5）股静脉注射法：在股三角区内，股动脉内侧 0.5 cm 处

小贴士 2

肌内注射部位选择：成人常选择臀大肌，2 岁以下选择臀中肌、臀小肌

小贴士 1

青霉素阳性者应在床头卡、体温单、医嘱单、病历、门诊病历上注明

小贴士 2

钙离子与链霉素络合可使中毒症状减轻

五、药物过敏试验

1. 青霉素过敏试验 关键词

(1) 产生特异性抗体：IgE。

(2) 皮试：无过敏史患者皮内注射青霉素0.1 mL（50 IU），20 min 后观察，首次须 30 min 后观察。 秒杀技

(3) 阳性结果：皮丘隆起，红晕硬块，直径＞1 cm，严重者出现休克。

(4) 注意：

- 询问用药史、过敏史、家族史 关键词
- 首次使用、停药 3 d 者，使用中更换批号应进行皮试 必考点

(5) 休克处理：

- 立即平卧，就地抢救，报告医生
- 首选盐酸肾上腺素，皮下注射 0.5 mL
- 患者出现心脏骤停→心肺复苏

2. 其他药物过敏试验

(1) 链霉素过敏试验：

- 皮试液配制：1 mL 含链霉素 2 500 IU, 0.1 mL 含 250 IU
- 注意表现：全身麻木、肌肉无力、抽搐、眩晕、耳鸣 秒杀技
- 处理：缓慢推注 10% 葡萄糖酸钙 10 mL

(2) 破伤风抗毒素（TAT）过敏试验：

①标准：1 mL 含 150 IU，0.1 mL 含 15 IU。

②方法：取 0.1 mL 破伤风抗毒素 +0.9 mL 生理盐水。

③结果判断：

- 局部无红肿，全身无反应：不能确定→做对照试验

↓

- 阴性：应将余液 0.9 mL 进行肌内注射
- 局部皮丘红肿、硬结，直径 > 1.5 cm，红晕 > 4 cm，有伪足，有痒感

↓

- 阳性（必考点 ☆）
  - 第 1 次：0.1 mL TAT+0.9 mL 0.9%NaCl 肌内注射
  - 第 2 次：0.2 mL TAT+0.9 mL 0.9%NaCl 肌内注射
  - 第 3 次：0.3 mL TAT+0.9 mL 0.9%NaCl 肌内注射
  - 第 4 次：余液 +0.9%NaCl 至 1 mL 肌内注射

(3) 普鲁卡因：

- 0.1 mL 皮试液含普鲁卡因：0.25 mg（秒杀技）
- 20 min 后观察结果

(4) 细胞色素试验：

- 0.1 mL 皮试液含细胞色素 C：0.075 mg
- 20 min 后观察结果

(5) 碘过敏试验：

①造影前 1 ~ 2 d 做过敏试验。

②方法：

- 口服法：5% ~ 10% 碘化钾 5 mL，每日 3 次连服 3 d
- 皮内注射：造影剂 0.1 mL，20 min 后观察
- 静脉注射：缓慢推注 1 mL，5 ~ 10 min 后观察

③判断：

- 口服：口麻、头晕、心慌、呕吐为阳性
- 皮内注射：局部红肿，硬块直径 > 1 cm 为阳性
- 静脉注射：血压、脉搏、呼吸、面色改变为阳性

小贴士

阳性：采用脱敏注射法，分 4 次，逐步递增剂量进行注射

第十三节　静脉输液和输血法

一、静脉输液法

1. 静脉输液的目的

- 补充水分和电解质，维持酸碱平衡
- 补充营养，供给热量
- 输入药物，控制感染，治疗疾病
- 补充血容量

2. 常用溶液

常用溶液
- 晶体溶液
  - 葡萄糖溶液
  - 等渗电解质溶液，0.9% 氯化钠溶液，5% 葡萄糖氯化钠、复方氯化钠溶液
  - 碱性溶液
  - 高渗溶液
- 胶体溶液
  - 右旋糖酐
    - 中分子右旋糖酐，提高血浆胶体渗透压，扩容
    - 低分子右旋糖酐，降低血液黏稠度，改善微循环
  - 羧甲淀粉
  - 血液制品
  - 水解蛋白注射液

3. 常用静脉输液法

（1）周围静脉输液法：

①密闭式：消毒范围 ≥ 5 cm；扎止血带 6 ~ 8 cm；角度成 15° ~ 30°，穿刺点上方 6 ~ 8 cm 处扎止血带

②留置针：

- 穿刺点上方 8 ~ 10 cm 处扎止血带
- 输液器超过 24 h 应更换
- 留置针一般可保留 3 ~ 5 d，< 7 d

小贴士

输液反应中最常见为发热反应，最严重为空气栓塞

小贴士

“三松一固定”：

- “三松”：拳、止血带、调节器
- “一固定”：针柄

(2) 颈外静脉插管输液法：

- 位置：下颌角与锁骨上缘中点连线上 1/3 处
- 输液结束，应以肝素封管，切忌将血凝块推入血管 关键词
- 每天更换敷贴

4. 输液速度

(1) 调节输液速度的原则：

- 成人：40 ~ 60 滴/min，儿童：20 ~ 40 滴/min
- 老年体弱者、婴幼儿及心、肾、肺功能不良者输液速度宜慢
- 高渗性、刺激性较强溶液，含钾溶液输液速度宜慢
- 脱水、烧伤患者输液速度宜快

(2) 输液速度计算：必考点

关键词 若题干未提点滴系数，默认为 15

$$每分钟滴数=\frac{液体总量\times 点滴系数}{输液所用时间}$$

5. 常见输液故障和处理 必考点

(1) 溶液不滴：

- 静脉痉挛：局部热敷
- 压力过低：适当抬高输液架高度
- 针头梗阻：更换针头，重新穿刺
- 针头滑出血管外：另选静脉，重新穿刺
- 针尖斜面紧贴血管壁：调整针头位置

(2) 茂菲氏滴管故障：

- 液面过高
- 液面过低
- 自行下降

小贴士 1

手背静脉网是成年患者输液时的首选部位

小贴士 2

选择穿刺部位时要注意，因为老年人和儿童的血管脆性较大，应尽量避开易活动或易凸起的静脉，如手背静脉

小贴士

输液反应中最常见为发热反应，最严重为空气栓塞

6. 常见输液反应及护理 必考点

常见输液反应及护理
- 发热反应
  - 最常见的输液反应（关键词）
  - 表现：发冷、发热
  - 护理：轻症减慢，重症停止
- 循环负荷过重
  - 表现：呼吸困难，频频咳嗽，咳粉红色泡沫样痰
  - 处理
    - 端坐位、腿下垂
    - 立即停止输液，通知医生
    - 20%～30%乙醇湿化吸氧，降低肺泡表面张力，氧流量为6～8 L/min
- 静脉炎
  - 表现：条索状红线，红、肿、痛
  - 处理：停止输液，抬高患肢制动，局部用95%乙醇或50% $MgSO_4$ 热湿敷
- 空气栓塞
  - 表现：心前区听诊可闻及持续、响亮水泡音
  - 处理：停止输液，采取左侧头低足高位，避免气泡阻塞肺动脉入口

二、静脉输血法

1. 目的

- 补充血容量
- 补充血红蛋白，纠正贫血
- 补充血浆蛋白，纠正低蛋白血症
- 补充各种凝血因子和血小板

2. 血液制品种类

（1）全血：

- 新鲜血：2～6 ℃，1周，血液病
- 库存血：2～6 ℃，2～3周
- 自体输血：最安全的输血方法

(2) 成分血：

- 浓缩红细胞：贫血，CO 中毒
- 洗涤红细胞：免疫性溶血性贫血患者、脏器移植术后
- 红细胞悬液：战地急救和中、小手术患者
- 白细胞浓缩悬液：4 ℃，48 h 有效
- 血小板浓缩悬液：20 ~ 24 ℃，24 h 有效
- 新鲜冰冻血浆：-18 ℃，1 年，先在 37 ℃温水中融化，适用于凝血因子缺乏者
- 冰冻血浆：-18 ℃，4 年

3. 静脉输血法

静脉输血法
- 输血前准备
  - 备血：取血标本 2 mL，做血型鉴定和交叉配血试验
  - 取血后
    - 勿剧烈振荡、不能加温
    - 在室温下放置 15~20 min，应在 4 h 内输完
- 直接输血法
  - 操作时 3 人合作：1 人抽血，1 人传递，另 1 人输血
  - 抽取供血者血液时不可过急，给受血者推注血液时不可过快
- 间接输血法
  - 调节输血速度：开始宜慢，小于 20 滴/min，观察 10~15 min
  - 输血开始和结束都应输入 0.9% 氯化钠溶液
  - 输完血袋送回输血科至少保留 24 h

关键词

☆ 必考点

4. 常见输血反应及护理

常见输血反应及护理
- 发热反应
  - 原因：致热原、免疫反应
  - 处理
    - 严格执行无菌操作
    - 症状轻微：减慢输血速度
    - 症状较重：立即停止输血，保留余液，送检查明原因
- 过敏反应
  - 表现
    - 轻症：皮肤瘙痒、荨麻疹
    - 重症：喉头水肿、支气管痉挛

小贴士 1

- 献血前 4 h 内不宜吃富含蛋白质或脂肪的食物
- 血型不合引发的输血反应多是由 ABO 血型不符引起的

小贴士 2

直接输血法：每 50 mL 血液中加 3.8% 枸橼酸钠溶液 5 mL

小贴士 3

输血反应中最常见的反应为发热反应，最严重的反应为溶血反应

常见输血反应及护理

- 过敏反应
  - 处理
    - 在输血前4 h可饮糖水或清淡饮食
    - 遵医嘱给予抗过敏药
    - 呼吸困难，气管切开
- 关键词
- 溶血反应
  - 表现
    - 第1阶段：四肢麻木、胸闷、腰背痛
    - 第2阶段：黄疸和血红蛋白尿(酱油色)
    - 第3阶段：急性肾衰竭，严重可致死亡
  - 处理
    - 立即停止输血
    - 保留余血，保护肾脏
    - 碱化尿液，观察患者
- 大量输血后反应
  - 肺水肿
  - 出血倾向
  - 枸橼酸钠中毒：输入库存血1 000 mL，遵医嘱给予10%葡萄糖酸钙
  - 酸中毒、高钾血症

关键词

第十四节　标本采集

一、标本采集原则

- 按医嘱采集标本
- 做好采集前准备
- 确保标本质量：准确、及时采集，及时送检
- 培养标本采集：严格无菌操作

二、各种标本采集法

各种标本采集法 — 静脉血标本采集 — 全血标本
- 目的：测定血细胞计数和分类，形态学检查
- 方法：立即取下针头，将血液沿试管壁缓慢注入抗凝试管，并将血液与抗凝剂摇匀

小贴士

• 血培养瓶—抗凝管—干燥管（陪您干）

• 厌氧瓶—需氧瓶

各种标本采集法

- **静脉血标本采集**
  - 血清标本
    - 目的：测定血清酶、脂类、电解质、肝功能
    - 方法：注入时勿将泡沫注入，避免振荡
  - 血培养标本
    - 目的：查找病原菌
    - 方法：一般取血 5 mL，亚急性心内膜炎，应抽取10～15 mL（关键词）
- **尿标本采集**（必考点）
  - 常规标本：晨起第一次尿，一般情况下留取 2～10 mL 中段尿
  - 尿标本培养：中段尿 5～10 mL（秒杀技）
  - 尿标本
    - 12 h 尿标本：19:00 排空膀胱，弃去尿液开始留取尿液，至次晨起 07:00 留取最后一次尿
    - 24 h 尿标本：晨起 07:00 排空膀胱，弃去尿液后开始留取尿液，至次日晨起 07:00 留取最后一次尿
- **粪便标本采集**
  - 粪便常规标本：中央或黏液、脓血部分，量约为 5 g（关键词）
  - 粪便培养标本：无菌棉签取便 2～5 g
  - 隐血标本：按常规标本留取
  - 寄生虫标本
    - 查寄生虫：留取全部粪便
    - 查蛲虫：睡觉前或晨起，透明胶带贴在肛门周围
    - 查阿米巴原虫：采集标本前，先将便盒加温，再叮嘱患者排便，连同便盒送检

小贴士 1

- 甲醛：固定尿液中有机成分，防腐，用于艾迪计数
- 浓盐酸：防止尿液中激素被氧化，防腐，用于 17－羟类固醇、17－酮类固醇
- 甲苯：防止细菌污染，保持尿液的化学成分不变，用于尿蛋白定量、尿糖定量及钾、钠、氯、肌酐、肌酸定量
- 口诀：数假钱、酸类、笨蛋

小贴士 2

如果服用驱虫药或做血吸虫孵化检查，应留取全部粪便

各种标本采集法

- **痰标本采集**
  - 常规痰标本：清洁口腔，用力咳出第一口痰
  - 痰培养：晨起，未进食前，用复方硼酸溶液漱口去除口腔细菌，再用清水漱口清洁口腔
  - 24h痰标本：加入少量水，从07:00开始至次日07:00
  - 痰中查找癌细胞：10%甲醛或95%乙醇
- **咽拭子标本采集**
  - 点燃酒精灯：张口发“啊”
  - 取长棉签：擦拭两侧腭弓和咽、扁桃体分泌物
  - 避免在进食后2h内采集标本
  - 采集真菌标本：应在溃疡面

第十五节　病情观察和危重患者的抢救

一、病情观察和危重患者的护理

1. 病情观察

（1）生命体征：

- 体温变化
- 脉搏变化
- 呼吸变化
- 血压变化

（2）意识状态：☆ 必考点

- 嗜睡：可被唤醒，失去刺激，迅速入睡
- 意识模糊：定向障碍，思维、语言不连贯
- 昏睡：强烈刺激下可被唤醒，停止刺激后立即熟睡 关键词

- 昏迷
  - 浅昏迷：疼痛刺激有痛苦表情或肢体退缩，角膜反射存在
  - 深昏迷：各种刺激均无反应
  - 区别：疼痛有反应为浅昏迷，疼痛无反应为深昏迷

(3) 瞳孔：

秒杀技　关键词

- 正常瞳孔：直径为 2～5 mm，两侧等大、等圆
- 瞳孔缩小：直径＜2 mm；有机磷中毒、吗啡中毒，单侧瞳孔缩小可见于小脑幕裂孔疝早期
- 瞳孔散大：直径＞5 mm，常见于颅内压增高、颅脑损伤、颠茄类中毒

(4) 一般情况：

- 急性病面容：面色潮红、兴奋不安
- 慢性病面容：面色苍白或灰暗、面容憔悴

2. 危重患者的支持性护理

- 保持呼吸道通畅：头偏向一侧
- 确保安全：合理应用保护用具
- 眼的护理：眼睑不能闭合，覆盖凡士林纱布

二、吸氧

1. 适用人群

- 鼻导管法（适用于长期吸氧）
  - 单侧：鼻尖至耳垂的 2/3
  - 双侧：深约为 1 cm
- 鼻塞法：适用于长期吸氧
- 面罩法：6～8 L/min（氧气雾化、急性肺水肿），适用于张口呼吸、病情较重者
- 漏斗法：适用于婴幼儿或气管切开者
- 头罩法：适用于患儿吸氧
- 氧气枕法：适用于家庭氧疗、抢救危重患者或转移患者途中

小贴士 1

常见疾病吸氧流量：

• 1～2 L/min：COPD、肺心病、2 型呼吸衰竭

• 6～8 L/min：急性肺水肿、氧气雾化吸入、面罩给氧

• 8～10 L/min：CO 中毒

小贴士 2

• 吸痰时一般先吸口腔再吸气管

• 气管插管或气管切开先吸气管再吸口腔

• 插管过程中，不可打开负压，以免损伤呼吸道黏膜

小贴士 3

• 敌百虫中毒禁用碱性药物洗胃原因：敌百虫在碱性条件下分解出毒性更强的敌敌畏

• 乐果中毒时洗胃禁用高锰酸钾

2. 注意事项

• “四防”→防震、防火、防热、防油，距离火炉至少 5 m、暖气 1 m 秒杀技

• 湿化瓶→ 1/3～1/2 的冷开水或蒸馏水

• 压力表→降至 0.5 MPa，不可再用 关键词

• 操作→用氧时，先调节氧流量，然后连接鼻导管；停止用氧时，先拔出鼻导管再关流量开关；给氧期间不可直接调节氧流量

3. 吸氧浓度和氧流量的换算方法

吸氧浓度（%）=21+4× 氧流量（L/min）。

三、吸痰法

必考点

• 负压→成人 40.0～53.3 kPa，小儿＜ 40 kPa

• 动作→左右旋转，向上提拉，每次吸痰时间＜ 15 s 关键词 秒杀技

• 吸痰前后→增加氧气吸入，吸痰导管应每次更换

• 储液瓶液体限制→不超过 2/3

四、洗胃法

口诀：虫子老鼠高枕无忧睡觉

中毒药物	灌洗溶液	禁忌药物
敌百虫	1∶15 000～1∶20 000 高锰酸钾	碱性药物（禁止轻敌）
灭鼠药	1∶15 000～1∶20 000 高锰酸钾 0.5% 硫酸铜	鸡蛋、牛奶、油类（老鼠偷吃鸡蛋和奶油）
巴比妥类（安眠药）	1∶15 000～1∶20 000 高锰酸钾硫酸钠导泻	硫酸镁（睡美人）
1605、1059、4049（乐果）	2%～4% 碳酸氢钠	高锰酸钾（乐高）
敌敌畏	2%～4% 碳酸氢钠，1∶15 000～1∶20 000 高锰酸钾	—

五、人工呼吸器使用

1. 简易呼吸　秒杀技

- 挤压频率：10 次/min
- 潮气量：500 mL

2. 人工呼吸机主要参数

- 呼吸频率：10 ~ 16 次/min
- 每分通气量：8 ~ 10 L/min
- 吸/呼时间比：1 : 1.5 ~ 1 : 3.0

3. 通气量呼吸

- 通气量合适：胸廓起伏，肺部呼吸音清晰
- 通气量不足：CO_2 潴留
- 通气量过度：昏迷、抽搐

4. 注意事项

连接是否紧密，有无漏气，有无脱落。

第十六节　水、电解质、酸碱平衡失调

一、正常体液平衡

1. 水的平衡

- 成年男性：体液约占 60%
- 成年女性：体液约占 50%
- 婴幼儿：体液占 70% ~ 80%

2. 电解质的平衡

(1) 钠的平衡：秒杀技

- 正常：135 ~ 145 mmol/L
- 低钠：< 135 mmol/L
- 高钠：> 150 mmol/L

小贴士

• 体液 = 细胞内液（40%）+ 细胞外液（20%=15% 组织间液 +5% 血浆）

• 钠是细胞外液的主要阳离子，钾是细胞内液的主要阳离子（内钾外钠）

(2) 钾的平衡：秒杀技

- 正常：3.5 ~ 5.5 mmol/L
- 低钾：< 3.5 mmol/L
- 高钾：> 5.5 mmol/L

(3) 调节：主要依靠体液中存在的缓冲系统以及肺和肾的调节。

二、水钠代谢紊乱

1. 高渗性缺水　关键词

- 失水 > 失钠，血清钠 > 150 mmol/L
- 表现：口渴、烦躁、皮肤弹性差、狂躁、幻觉
- 处理：静脉补充 5% 葡萄糖溶液

2. 低渗性脱水　秒杀技

- 失水 < 失钠，血清钠 < 135 mmol/L
- 表现：口渴不明显，早期尿量正常或略增多
- 处理：轻、中度缺钠患者补充5%葡萄糖盐溶液，重度缺钠患者补充高渗盐水

3. 等渗性脱水

- 失水 = 失钠，血清钠为 135 ~ 150 mmol/L
- 表现：恶心、口唇干燥、尿少、眼窝凹陷
- 处理：等渗盐水或平衡盐溶液补充血容量

三、钾代谢异常

关键词　秒杀技

钾代谢异常 — 低钾血症
- 病理：血清钾 <3.5 mmol/L
- 表现：肌无力为最早表现，恶心、腹胀、肠麻痹、心脏停搏、代谢性碱中毒等
- 治疗：补钾
- 心电图：T 波降低，出现 U 波
- 补钾“五不宜”：
  - 不宜过早：尿量 > 40 mL/h
  - 不宜过多：3 ~ 6 g/d
  - 不宜过浓：≤ 0.3% 或 40 mmol/L
  - 不宜过快：< 60 滴/min 或 20 mmol/L
  - 禁止静推：口服补钾

钾代谢异常—高钾血症
- 病理：血清钾 >5.5 mmol/L
- 表现：神志淡漠、乏力、四肢软瘫、腹胀和腹泻
- 治疗
  - 立即停止补钾，避免高钾食物
  - 发生心律不齐，可用10%葡萄糖酸钙+等量25%葡萄糖溶液静脉推注　关键词
  - 促进钾排泄
  - 血钾 >6.5 mmol/L →血液透析

四、酸碱平衡失调

1. 代谢性酸中毒　关键词

- 病因：急性肾衰竭、脱水、腹泻
- 表现：呼吸深快，呼出气体有酮味
- 处理：纠正酸中毒，常用 5%$NaHCO_3$
  秒杀技

2. 代谢性碱中毒

- 病因：H^+ 丢失过多，碱性物质摄入过多
- 表现：轻者无明显表现，重者呼吸变浅、变慢
- 处理：解除病因，稀释盐酸或盐酸精氨酸

3. 呼吸性酸中毒

- 病因：通气不足
- 表现：呼吸困难

4. 呼吸性碱中毒

- 病因：通气过度
- 表现：呼吸急促

第十七节　临终患者的护理

一、死亡

关键词

生命活动不可逆终止，以脑死亡为判断标准。

二、脑死亡标准　必考点

- 无感受性和反应性
- 无运动、无呼吸
- 无反射
- 脑电波平坦

小贴士

听觉是临终患者最后消失的感觉

三、死亡过程的分期

<table>
<tr><td>濒死期</td><td colspan="2">又称临终状态，是死亡过程的开始阶段，经过积极有效的救治，生命仍可复苏</td></tr>
<tr><td>临床死亡期</td><td colspan="2">又称躯体死亡期或个体死亡期，是临床上判断死亡的标准，表现为心跳、呼吸停止，各种反射消失，瞳孔放大，但细胞仍有短暂而微弱的代谢活动。此期一般持续5～6 min，生命仍有复苏的可能</td></tr>
<tr><td rowspan="5">生物学死亡期</td><td colspan="2">此期是死亡过程的最后阶段，整个机体不可能复活</td></tr>
<tr><td>尸冷</td><td>最先发生，死后24 h接近环境温度</td></tr>
<tr><td>尸斑</td><td>2～4 h开始出现，最容易发生于尸体的最低部位</td></tr>
<tr><td>尸僵</td><td>首先从小块肌肉开始，如咬肌、颈肌。1～3 h开始出现，4～6 h扩散到全身，12～16 h发展至最硬，24 h后僵硬开始减弱</td></tr>
<tr><td>尸体腐败</td><td>死后24 h先在右下腹出现尸绿，后逐渐扩展至全腹</td></tr>
</table>

四、临终患者的心理变化 ☆必考点

分期	表现
否认期	否认死亡，拒绝接受事实
愤怒期	生气、愤怒、难以接受、不合作
协议期	对病情抱有希望、配合治疗
忧郁期	忧郁和悲哀，轻生
接受期	接受死亡

五、尸体护理

- 尸体护理依据：医生下达死亡诊断书
- 关键词：头部垫枕，防止头面部淤血
- 第一张尸体识别卡系于腕部；第二张尸体识别卡系于尸体腰间的尸单或尸袍上；第三张尸体识别卡交给太平间工作人员，系在停尸屉外
- 传染病，应用 1% 氯胺溶液棉球填塞

第十八节　医疗护理文件的书写

一、概述

- 书写要求：关键词：及时、准确、真实、完整、简明扼要、清晰
- 保管要求：医嘱单随病历放置，出院后送病案室长期保存

二、体温单记录方法

要点	内容
体温（蓝笔）	• 口温——蓝“●”，腋温——蓝“×”，肛温——蓝“○”（关键词） • 相邻体温用蓝线相连；拒测、外出时，前后体温曲线不相连 • 降温后所测的体温：用红“○”表示，并用红色虚线与降温前的体温相连 • 体温不升：35 ℃线以下写“不升”（关键词）
脉搏（红笔）	• 脉搏——红“●”，心率——红“○” • 体温与脉搏重叠：先画体温符号，再用红笔在体温外画红圈表示脉搏 • 脉搏短绌：同时绘制心率和脉率，用红色直线将心率和脉率相连

小贴士

用红钢笔在 40~42 ℃横线之间相应的时间格内纵行填写入院、手术、分娩、转入、转科、出院、死亡时间

要点	内容
呼吸	• 上下交错记录 • 使用呼吸机：体温单相应时间内呼吸 30 次横线下顶格用黑笔画 ®

三、医嘱的种类

- 长期医嘱：有效时间 24 h 以上，需要医生注明停止失效的时间　秒杀技
- 临时医嘱：有效时间 24 h 内，一般只执行 1 次
- 备用医嘱
  - 长期备用医嘱（prn），有效期 24 h 以上，医生注明停止时间方失效
  - 临时备用医嘱（sos），在 12 h 内有效，必要时使用（过期尚未执行即失效）

四、特别护理记录单

- 用蓝 / 黑水笔填写各项
- 日间 07:00 ~ 19:00 用蓝笔记录，夜间 19:00 至次日 07:00 用红笔记录
- 抢救记录在结束 6 h 内补记所有内容　秒杀技
- 出入量 12 h 记录和 24 h 记录

五、病室报告书写顺序　必考点

出院→转出→死亡→新入院→转入→手术→分娩→危重→病重→有异常情况的患者。

第十九节　常见症状

常见症状 — 疼痛 — 头痛
- 病因：颅脑病变、全身性疾病
- 表现：蛛网膜下腔出血可出现剧烈头痛，并有不同程度的意识障碍

小贴士 1

大便记录：
- 未解大便：0
- 灌肠后大便：3/E
- 大便失禁：*
- 人工肛门：☆

小贴士 2

- 先执行，后抄写；先急后缓；先临时，后长期
- 如有疑问，应核对无误后方可执行
- 口头医嘱，护士必须复诵一遍，双方确认无误后再执行

小贴士 3

临时备用医嘱过期未执行：红笔注明“未用”

- 常见症状
  - 疼痛
    - 胸痛
      - 病因：胸壁疾病、呼吸系统疾病、心血管疾病
      - 表现：有压痛、咳嗽或运动加重
    - 腹痛
      - 病因：急性腹痛、慢性腹痛
      - 表现：刀割样疼痛、钝痛、胀痛
  - 皮肤黏膜出血
    - 病因：血管壁功能异常、血小板异常、凝血功能异常
    - 表现
      - 瘀点：直径 <2 mm
      - 紫癜：直径 3 ~ 5 mm
      - 瘀斑：直径 >5 mm
  - 水肿
    - 病因：全身性水肿、局部性水肿
    - 表现（关键词）
      - 心源性水肿：首先出现在低垂部位
      - 肾源性水肿：起床眼睑及颜面部水肿
  - 咳嗽与咳痰
    - 病因：呼吸系统疾病、循环系统疾病、麻疹、风湿热
    - 伴随症状：胸痛、呼吸困难、咯血、杵状指/趾
  - 呼吸困难
    - 病因：呼吸系统疾病、心力衰竭
    - 表现：肺源性和心源性呼吸困难
  - 咯血
    - 病因：支气管疾病、肺部疾病、心血管疾病
    - 表现：肺结核、支气管扩张、脓痰
  - 恶心与呕吐
    - 病因：反射性呕吐、中枢性呕吐、药物或中毒性呕吐
    - 表现：面色苍白、出汗、喷射性呕吐
  - 血尿
    - 病因：泌尿系统疾病，尿路邻近器官疾病、全身性疾病
    - 表现：肉眼血尿呈淡红色、出血严重呈血液状
  - 惊厥
    - 病因：脑部疾病、全身性疾病
    - 表现：癫痫大发作、低钙惊厥、破伤风惊厥、高热惊厥

第二章　循环系统疾病患者的护理

第一节　循环系统的解剖生理

小贴士

心外膜即心包的脏层紧贴于心脏表面，与心包壁层形成心包腔，腔内含少量浆液起润滑作用

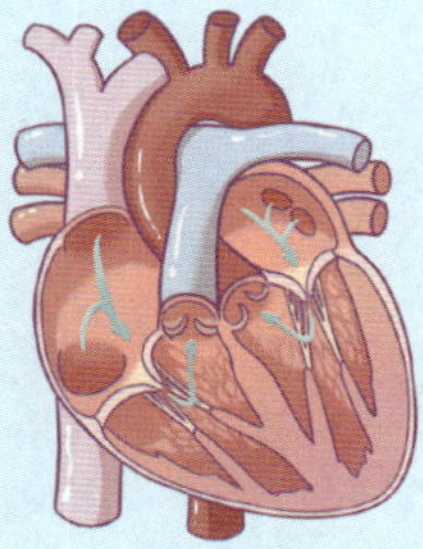

心脏解剖图

一、4个腔室

左心房、左心室、右心房、右心室。

二、4个瓣膜

左二右三，左主右肺。

三、心脏壁分为3层

由外向内依次为心外膜、肌层、心内膜。

四、血液供应

冠状动脉是营养心脏的血管，起源于主动脉根部。

五、心脏的传导系统

- 心脏正常起搏点：窦房结
- 特征：自律性、兴奋性、传导性、收缩性
- 通路：窦房结－结间束－房室结－希氏束－左右束支－浦肯野纤维

六、血循环途径

- 肺循环：右心室→肺动脉干→左右肺动脉→肺→肺泡壁毛细血管→肺静脉→左心房
- 体循环：左心室→主动脉→中、小动脉→全身毛细血管→中小静脉→上、下腔静脉→右心房

第二节　心力衰竭

一、病因

1. 心肌损害

如冠心病。最主要的病因：心肌收缩无力，心脏负荷过重。

2. 负荷过重

(1) 前负荷（容量负荷）：甲状腺功能亢进、贫血、先心病、瓣膜关闭不全。

(2) 后负荷(压力负荷)：心脏收缩后遇到阻力。

- 左心室：主动脉瓣狭窄、高血压
- 右心室：肺动脉瓣狭窄、肺动脉高压

必考点

二、诱因

关键词

感染（特别是呼吸道感染）、生理或心理压力过大、循环血量增加或锐减、心律失常、治疗不当、妊娠和分娩及其他等。

三、临床表现

1. 左心衰竭（肺循环淤血）

关键词

- 最早出现：劳力性呼吸困难
- 最典型：夜间阵发性呼吸困难
- 最严重：急性肺水肿（频频咳嗽、咳粉红色泡沫样痰）

秒杀技

- 心源性哮喘
- 第三心音奔马律
- 脉搏：交替脉

2. 右心衰竭（体循环淤血）

关键词

- 最早：下肢低垂部位水肿（凹陷性水肿）
- 肝-颈回流征阳性，颈静脉怒张
- 右心衰竭合并心包积液：奇脉

3. 全心衰竭

(1) 左心衰竭→左心淤血→肺淤血→呼吸困难→肺动脉淤血→肺动脉高压→右心衰竭。

(2) 全心衰竭时，由于右心衰竭，进入肺

小贴士 1

• 前负荷：心室收缩之前遇到的阻力

• 后负荷：心室收缩之后遇到的阻力

巧记口诀

急性心力衰竭治疗原则：

端坐位，腿下垂

镇静吸氧打吗啡

强心利尿扩血管

乙醇湿化来给氧

小贴士 2

• 左心衰的特征性体征是交替脉

• 右心衰的特征性体征是肝－颈静脉回流征阳性

动脉的血液减少，肺淤血程度减轻，呼吸困难减轻。（呼吸困难减轻提示病情加重）关键词

四、心功能分级 ☆ 必考点

分级	临床表现 关键词	护理措施
Ⅰ级	日常活动不受限制，一般活动不引起心力衰竭症状	不限制一般活动
Ⅱ级	体力活动轻度受限，一般活动可出现心力衰竭症状	可从事轻体力活动，增加休息时间
Ⅲ级	体力活动明显受限，小于一般活动可出现心力衰竭症状	严格限制一般体力活动
Ⅳ级	不能从事任何体力活动，休息时也存在心力衰竭症状	绝对卧床休息

五、检查

- 首选：超声心动图 秒杀技
- 正常射血分数＞50%

六、治疗

原则：强心、利尿、扩血管。

治疗
- 最根本：控制感染 关键词
- 利尿剂：机制为血容量下降
  - 呋塞米→排钾利尿剂→低钾血症
  - 螺内酯→保钾利尿剂→高钾血症
  - 氢氯噻嗪→不良反应为痛风
- 扩血管
  - 血管紧张素转化酶抑制剂（ACEI）→卡托普利
  - 血管紧张素Ⅱ受体拮抗剂（ARB）→氯沙坦
  - 硝酸甘油→扩静脉、肺动脉、冠状动脉
  - 硝普钠→急性肺水肿，同时扩动脉和静脉

巧记口诀

一无二轻三明显，四级不动也危险

小贴士1

- 低钾血症（乏力、腹胀、肠鸣音减弱）——补钾
- 食物补钾：橘子、香蕉等
- 口服补钾：饭后

小贴士2

- 扩血管药物易引起低血压，注意监测血压
- 改变体位速度不宜过快，以防发生直立性低血压

治疗 — 强心剂：洋地黄（口服用地高辛，静脉注射用毛花苷C）

- 机制→增强心肌收缩力，减慢心率
- 最佳适应证→心力衰竭+房颤
- 禁忌证→急性心肌梗死24h内、肥厚性心肌疾病、严重房室传导阻滞
- 洋地黄中毒（必考点）
  - 中枢神经系统→黄视、绿视和视力模糊（关键词）
  - 消化系统→恶心、呕吐、食欲下降
  - 循环系统→各类心律失常
  - 使用前先测量脉率，小于60次/min时，停用洋地黄
  - 立即停用洋地黄类药物及排钾利尿剂，低血钾者补充钾盐
  - 快速性心律失常→苯妥英钠或利多卡因
  - 缓慢心律失常→阿托品、异丙肾上腺素或安置临时起搏器
- 洋地黄与钙剂不能同时使用，中间应间隔4h

巧记口诀

一停二补三纠正
心率快卡住他
心率慢找阿姨
实在不行安置起搏器

第三节　心律失常

一、胸导联位置

- V_1：胸骨右缘第四肋间
- V_2：胸骨左缘第四肋间
- V_3：V_2与V_4连线中点
- V_4：左锁骨中线第五肋间
- V_5：左腋前线平V_4
- V_6：左腋中线平V_4

P波代表心房除极，QRS波群代表心室除极，T波代表心室复极。

波幅高低反映肌肉厚度。

小贴士

肢体导联：右红右黑、红黄绿黑

二、正常心电图的特点

- 起源于窦房结，产生的心律称为窦性心律
- 成人心率为 60 ~ 100 次/min（1 个心动周期：3 ~ 5 个大格）
- P-R 间期为 0.12 ~ 0.20 s

三、窦性心律失常

秒杀技

- 正常窦性心律：60 ~ 100 次/min
- 正常心脏起搏点：窦房结（自律性最高）
- 窦性心动过速：心率 > 100 次/min 关键词
- 范围：100 ~ 150 次/min，甚至可达 200 次/min
- 窦性心动过缓：心率 < 60 次/min
- 正常 R-R 间距：3 ~ 5 个大格
- 过速 R-R 间距：< 3 个大格
- 过缓 R-R 间距：> 5 个大格
- 每个大格由 5 个小格构成，每个小格是 0.04 s，大格是 0.2 s

四、期前收缩（最常见心律失常）

- 频发性期前收缩：频率 > 5 个/min
- 二联律：每 1 个窦性搏动后出现 1 个期前收缩
- 三联律：每 2 个窦性搏动后出现 1 个期前收缩

关键词

类型	关键词　　心电图特征
房性期前收缩	P 波提早发生，形态与窦性 P 波不同，P-R 间期 > 0.12 s；QRS 波群形态正常；代偿间歇不完全
室性期前收缩	QRS 波群提前出现，宽大畸形，时限 > 0.12 s，与前一个 P 波无关；T 波与 QRS 波群的主波方向相反；代偿间歇完全

小贴士

期前收缩的治疗：

- 频发房性、交界区性——维拉帕米、β 受体阻滞剂
- 室性——利多卡因、美西律、胺碘酮
- 洋地黄中毒引起的室性期前收缩——立即停用洋地黄，并给予钾盐和苯妥英钠治疗
- 预防室性心律失常的最佳方法：控制器质性心脏病病情

五、颤动

要点	心房颤动	心室颤动（最严重）
病因	风心病二尖瓣狭窄	急性心肌梗死、临终前
临床表现	第一心音强弱不等，心率绝对不规则，脉搏短绌	心音消失，脉搏触不到，血压测不出
秒杀技 心电图	P波消失，代之以大小、形态及规律不一的F波，频率为350～600次/min，心室率100～160次/min，QRS波群形态正常	QRS波群与T波消失，呈完全无规则的波浪状曲线
治疗	同步直流电复律	非同步直流电复律

六、房室传导阻滞

- 一度房室传导阻滞（P-R间期＞0.20 s）
- 二度房室传导阻滞——Ⅰ型
- 二度房室传导阻滞——Ⅱ型（莫氏现象） 关键词
- 三度房室传导阻滞——如位于房室束及其附近，心室率为40～60次/min；如位于室内传导系统远端，P波和QRS波各自独立

必考点

- 最危险心律失常：室颤、三度房室传导阻滞
- 一度房室传导阻滞：阿托品
- 二度、三度房室传导阻滞：安装永久性人工心脏起搏器

小贴士1

心脏电复律操作配合：

- 电极板放置于胸骨右缘第2、3肋间和心尖部
- 放电过程中，医护人员身体任何部位均不可直接接触铁床及患者，防电击意外

小贴士2

心脏起搏器安置术后护理：

- 术后心电监护24 h；绝对卧床1～3 d；6周内限制体力活动
- 避免强磁场和高压电的场所，电话放置在距离起搏器至少15 cm的口袋内，接听电话时采用对侧

第四节 先天性心脏病患者的护理

一、小儿循环系统解剖生理特点

- 心脏形成的关键时期：胚胎发育 2 ~ 8 周
- 血压特点：2 岁以后小儿收缩压 = 年龄 × 2+80（mmHg），舒张压 = 收缩压 × 2/3（mmHg）

二、先天性心脏病分类 ☆必考点

先天性心脏病

- 左向右分流型（潜伏青紫型）—当分流量大或病程较长时，出现持续性肺动脉高压，可产生右向左分流而呈现持久性青紫，即称艾森曼格综合征；房缺、室缺、动脉导管未闭 关键词
- 右向左分流型（青紫型）—法洛四联症、大动脉错位
- 无分流型（无青紫型）—肺动脉狭窄、主动脉缩窄

三、左向右分流型

分类	临床表现	辅助检查
房间隔缺损	关键词 胸骨左缘第 2 ~ 3 肋间可闻及收缩期喷射性杂音，P_2 增强或亢进，并呈固定分裂	X 线检查：以右心房、右心室增大为主，肺野充血，主动脉心影缩小，可见肺门舞蹈征
室间隔缺损 关键词	生长发育缓慢，乏力、气短、呼吸急促、喂养困难，易患肺部感染；胸骨左缘第 3 ~ 4 肋间可闻及全收缩期反流性杂音，P_2 增强，伴肺动脉高压者 P_2 亢进	秒杀技 重度肺动脉高压时，以右心室增大为主，肺动脉段明显凸出，肺野明显充血

小贴士 1

心率：

- 新生儿：120 ~ 140 次 /min
- 1 岁内：110 ~ 130 次 /min
- 2 ~ 3 岁：100 ~ 120 次 /min
- 4 ~ 7 岁：80 ~ 100 次 /min
- 8 ~ 14 岁：70 ~ 90 次 /min

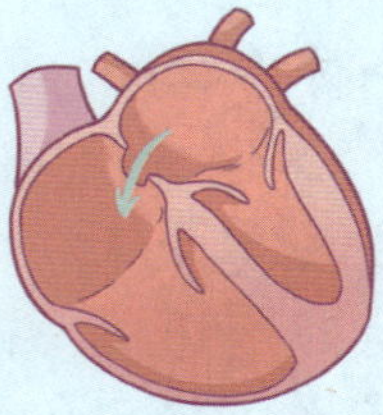

房间隔缺损

小贴士 2

- 最常见的先天性心脏病：室缺
- 成人最常见的先天性心脏病：房缺

分类	临床表现	辅助检查
动脉导管未闭	严重肺动脉高压时，产生差异性发绀； 胸骨左缘第 2 肋间有响亮的连续性机器样杂音，P_2 亢进，脉压增大，周围血管征阳性	正常或左心室肥大，肺动脉高压者表现为左、右心室肥大

四、右向左分流型（法洛四联症）

要点	必考点 内容
病理改变	肺动脉狭窄（最主要）、室间隔缺损、右心室肥厚、主动脉骑跨
临床表现	秒杀技 青紫（主要）、杵状指（趾）、蹲踞现象、缺氧发作，易并发脑血栓、脑脓肿，胸骨左缘第 2 ~ 4 肋间有收缩期杂音，P_2 减弱
辅助检查	关键词 X 线检查：典型者心影呈靴形
治疗原则	缺氧发作：立即取膝胸卧位，吸氧、镇静，皮下或肌内注射吗啡、普萘洛尔； 外科治疗：轻症手术年龄以 5 ~ 9 岁为宜
护理措施	患儿发热、出汗、吐泻时，注意供给充足液体，必要时可静脉输液； 应用强心苷类药物前数脉搏 1 min，若年长儿 < 60 次 /min，婴幼儿 < 80 次 /min，应停药并通知医生

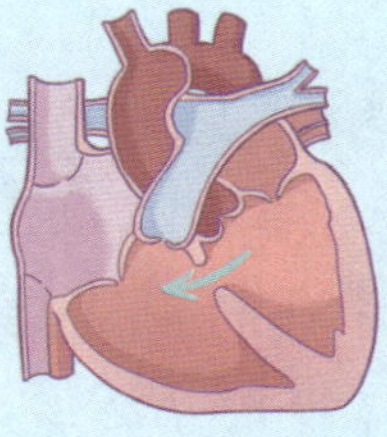

室间隔缺损

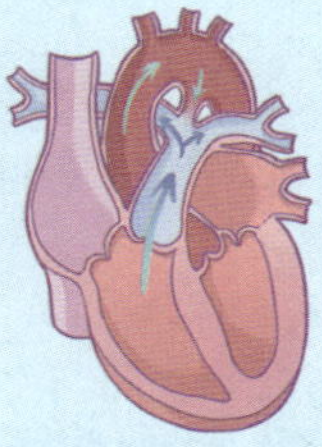

动脉导管未闭

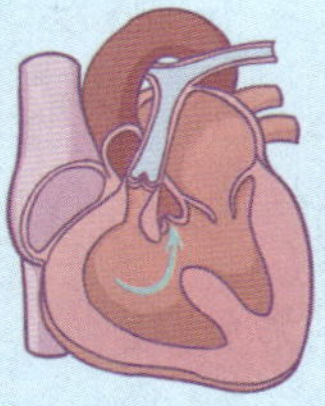

法洛四联症

巧记口诀

法国人喜欢蹲着穿靴子

小贴士

- 靴形心：法洛四联症
- 梨形心：二尖瓣狭窄
- 烧瓶心：扩张型心肌病

第五节　高血压患者的护理

一、病因

遗传因素与环境因素。

小贴士 1

• 高血压最重要的发病机制是高级神经中枢功能失调

• 高血压最早、最重要的血管损害是血管内皮功能障碍

小贴士 2

当收缩压和舒张压分属于不同分级时，以较高的级别作为标准

小贴士 3

脉压 = 收缩压－舒张压

二、诊断　关键词

血压≥ 140/90 mmHg，非同日测≥ 3 次。

三、分型 ☆ 必考点

项目	收缩压 / mmHg	关键词	舒张压 / mmHg
理想血压	＜ 120	和	＜ 80
正常高值	120 ～ 139	和 / 或	80 ～ 89
1 级	140 ～ 159	和 / 或	90 ～ 99
2 级	160 ～ 179	和 / 或	100 ～ 109
3 级	≥ 180	和 / 或	≥ 110
单纯性收缩压升高	≥ 140	和 / 或	＜ 90

四、分层

1. 危险因素

高龄、吸烟、血脂异常、有心血管病家族史、肥胖。

2. 靶器官受损

左心室肥厚、动脉粥样硬化、血肌酐升高、尿蛋白。

3. 临床并发症

脑血管疾病、心脏疾病、肾疾病、周围血管疾病、糖尿病。

项目	1 级	2 级	3 级
0 个危险因素	低危	中危	高危
1 ～ 2 个危险因素	中危	中危 / 高危	很高危
3 个及以上危险因素（靶器官受损）	高危	高危	很高危
临床并发症（糖尿病）	极高危	很高危	很高危

4. 临床表现

可并发心、脑、肾、眼底血管损伤：

（1）脑血管意外（最常见）：可引起短暂性脑缺血发作（TIA）、脑血栓形成、脑出血（最严重），表现为意识障碍、肢体瘫痪等。

（2）心力衰竭：左室后负荷加重。长期高血压易导致动脉粥样硬化的形成，进而引发冠心病。

（3）肾衰竭。

（4）视网膜改变。

五、高血压分型

高血压分型
- 急进型高血压：血压突然升高（一般超过 180/120 mmHg）+ 进行性心、脑、肾等重要靶器官功能不全
- 恶性高血压：舒张压 ≥ 130 mmHg、视网膜病变、肾功能不全
- 高血压脑病：严重呕吐、头痛 + 抽搐、昏迷
- 高血压危象：诱因：紧张、劳累、寒冷、嗜铬细胞瘤发作、突然停用降压药等

六、治疗

1. 目的

预防和延缓并发症发生。改善生活行为（非药物治疗）包括：

（1）控制体重指数（BMI）<24 kg/m²。男性腰围 <90 cm，女性腰围 <85 cm。

（2）低脂（< 总热量的 25%）、低盐（6 g/d）、低热量、适量蛋白饮食。

（3）少食富含胆固醇的食物，如动物内脏、蛋黄、鱼子、蟹黄、鱿鱼等。

（4）多食新鲜蔬菜、水果，以补充钾、钙。

（5）戒烟、限酒。

（6）低度、中度等张运动。

2. 一般人群

血压＜140/90 mmHg。

3. 糖尿病、慢性肾炎、心力衰竭、冠心病患者血压＜130/80 mmHg。

4. 老年人（≥65岁）高血压患者

血压≤150/90 mmHg，如果能耐受，可进一步降至140/90 mmHg以下。

5. 利尿剂

- 机制：减少血容量，降低血压
- 呋塞米→低钾血症 关键词
- 螺内酯→高钾血症
- 氢氯噻嗪→痛风患者禁用

6. β受体阻滞剂（美托洛尔）

（1）机制：减慢心率，减轻心肌收缩力。

（2）适应证：

- 心率快＋高血压
- 心绞痛＋高血压

（3）禁忌证：

- 房室传导阻滞、心率慢
- 哮喘

7. ACEI（如卡托普利）/ARB（如氯沙坦）

（1）机制：抑制血管收缩。

（2）适应证：

- 高血压
- 某些类型的充血性心力衰竭

（3）副作用（如ACEI）：

- 肾功能不全
- 肾动脉狭窄
- 高钾血症、胎儿畸形
- 刺激性干咳 关键词

小贴士

用药原则：小剂量开始；优选长效制剂；联合用药；个体化；不可随意增减药量，或补服、漏服，或突然停药；长期或终身使用

8. 钙通道阻滞剂（如硝苯地平）

- 机制：舒张血管
- 适应证：糖尿病＋高血压
- 禁忌证：面部潮红、头痛、胫前水肿

9. 高血压急症治疗

①迅速降血压。

②控制性降压：为防止短时间内血压骤然下降，避免重要器官血流灌注不足，要逐渐降压，在 24 h 内降压 20% ~ 25%，48 h 内血压不低于 160/100 mmHg。

③首选硝普钠：可扩张动脉和静脉。

④注意避光，现用现配。不宜长期、大量使用，避免硫氰酸中毒。

第六节 冠状动脉粥样硬化性心脏病

心绞痛	心肌梗死
（3 ~ 5 min）	（20 ~ 30 min）
↓	↓
心肌酶正常	心肌酶升高
↓	↓
扩血管药：硝酸甘油	溶栓：尿激酶

秒杀技

一、心绞痛

1. 病因

（1）高血糖、高血压、高血脂。

（2）吸烟（使冠状动脉收缩）。

（3）脂蛋白：必考点

- 高密度脂蛋白（HDL—“血管清道夫”）
- 低密度脂蛋白（LDL）
- 极低密度脂蛋白（VLDL）

巧记口诀

瓶盖、红盖头、水平面

小贴士

心肌缺血达 20 min 以上，即可发生急性心肌梗死

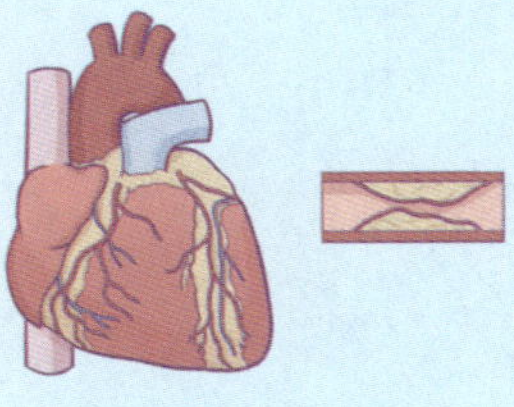

冠心病

2. 分型

（关键词）

（1）稳定型心绞痛：劳力性心绞痛，劳累、情绪激动、饱餐、寒冷等情况可诱发。

（2）不稳定型心绞痛：包括除稳定型劳力性心绞痛之外的初发型、恶化型劳力性心绞痛和各种自发性的心绞痛。

3. 临床表现

（1）以胸骨体中段或上段为主，可波及心前区，放射至左肩、左臂内侧，甚至可达左手无名指和小指。

（2）持续时间为 3～5 min，一般不超过 15 min。（秒杀技）

4. 检查

- 首选：心电图，ST 段压低≥0.1 mV
- 确诊：冠脉造影术（必考点）

5. 治疗

（关键词）

- 发作时用药：硝酸甘油（避光），使用时观察血压
- 变异型心绞痛：钙通道阻滞剂（硝苯地平）
- 发作时体位：原地休息，有条件选择平卧位

二、心肌梗死

1. 病因

在粥样斑块基础上形成血栓。

2. 机制

血栓→冠状动脉→心肌缺血、缺氧→心肌梗死。

3. 临床表现（必考点）

临床表现
- 胸痛——心前区压榨性疼痛，伴有濒死感，口服硝酸甘油不能缓解（关键词）
- 心源性休克——常于心肌梗死后数小时至数周内发生
- 心律失常——急性心肌梗死患者死亡的主要原因，以前 24 h 内发生率最高，室颤是急性心肌梗死早期患者死亡的主要原因

临床表现 — 心力衰竭
- 约半数心肌梗死患者在发病最初几天，疼痛或休克好转后，出现左心衰竭的表现，重者可发生急性肺水肿
- 右心肌梗死患者发病开始即可出现右心衰竭表现

4. 检查

(1) 首选：心电图。必考点

①特征性改变：
- 面向坏死区的导联，出现宽而深的异常Q波（病理性Q波）
- 面向损伤区的导联，出现ST段抬高呈弓背向上
- 面向缺氧区的导联，出现T波倒置

②定位诊断：
- ST段抬高呈弓背向上 关键词
- V_1、V_2、V_3→前间壁
- V_3、V_4、V_5→局限前壁
- II、III、AVF→下壁
- I、AVL→高侧壁
- V_1、V_2、V_3、V_4、V_5→广泛前壁
- V_7、V_8→正后壁

(2) 最有诊断意义：心肌酶。必考点

肌红蛋白	2h升高	12h高峰	24～48h恢复正常
肌钙蛋白I	3～4h升高	11～24h高峰	7～10d恢复正常
肌钙蛋白T	3～4h升高	24～48h高峰	10～14d恢复正常

小贴士

- 肌钙蛋白I（cTnI）或T（cTnT）：最特异、最敏感
- 肌酸磷酸激酶是出现最早、恢复最早的酶

5. 治疗

- 急性期：卧床休息，若无并发症，24 h 内应鼓励患者床上活动肢体，当患者合并低氧血症（SaO_2 < 90% 或 PaO_2 < 60 mmHg）时应吸氧 关键词
- 疼痛：吗啡、哌替啶（杜冷丁）
- 溶栓：尿激酶
- β受体阻滞剂：降低心肌耗氧
- 24 h 内禁用洋地黄
- 经皮冠状动脉成形术后：加压包扎，患者应卧床休息 24 h，术肢制动
- 饮食：低热量、低脂、低胆固醇

第七节 心脏瓣膜病

一、二尖瓣狭窄

1. 病因 秒杀技

风湿病（上呼吸道→链球菌）。

2. 瓣膜面积

- 正常：4 ~ 6 cm^2
- 轻度狭窄：1.5 ~ 2 cm^2
- 中度狭窄：1.0 ~ 1.5 cm^2
- 重度狭窄：< 1.0 cm^2

3. 病理改变

左心房、右心室、右心房。

4. 表现 ☆必考点

- 二尖瓣面容：双颊部（颧骨部位）紫红、口唇发绀
- 心尖区舒张期隆隆样杂音 关键词
- 梨形心
- 最早出现劳力性呼吸困难

小贴士

心脏瓣膜听诊区：

- 二尖瓣区：位于心尖搏动最强点，即心尖部（左锁骨中线第五肋间内侧 0.5~1 cm 处）
- 肺动脉瓣区：胸骨左缘第 2 肋间
- 主动脉瓣区：第一听诊区胸骨右缘第 2 肋间，第二听诊区胸骨左缘第 3 肋间
- 三尖瓣区：胸骨左缘第 4、5 肋间

巧记口诀

二叔叔又聋(隆)又瞎还爱吃梨

5. 检查

- X线检查：梨形心 秒杀技
- 心电图（ECG）：双峰P波（二尖瓣型P波）
- 确诊：超声心动图 必考点

二、二尖瓣关闭不全

- 病因：风湿性心脏病
- 表现：心尖部可闻及收缩期粗糙吹风样杂音
- 确诊：超声心动图 必考点

三、主动脉瓣狭窄

1. 表现

（1）三联征→主动脉供血不足：

- 冠状动脉↓→心绞痛 秒杀技
- 脑供血↓→晕厥

（2）左心室肥厚→肺动脉淤血→呼吸困难。

（3）主动脉瓣区可闻及响亮、粗糙的收缩期吹风样杂音。

2. 确诊 必考点

超声心动图。

3. 治疗

手术。

四、主动脉瓣关闭不全

1. 病因

- 急性：感染性心内膜炎
- 慢性：退行性改变、瓣膜钙化

2. 表现

- 胸骨左缘第3、4肋间典型舒张期杂音 关键词
- 杜氏双重音、水冲脉、毛细血管搏动征、大动脉枪击音、脉压增大、点头征

小贴士

• 二尖瓣狭窄伴房颤者附壁血栓脱落，最易造成脑栓塞

• 下肢深静脉血栓脱落，最易造成肺栓塞

3. 检查

- 确诊：超声心动图 ☆必考点
- X线检查：靴形心

4. 治疗

人工瓣膜置换术或主动脉修复术为严重主动脉瓣关闭不全的主要方法。

第八节 感染性心内膜炎

一、病因

- 急性：金黄色葡萄球菌
- 亚急性：甲型溶血性链球菌（草绿色链球菌）

二、表现

- Janeway 损害：手掌和足底处无痛性出血红斑直径为1～4 mm，主要见于急性感染性心内膜炎
- Osler 结节：指和趾垫出现豌豆大的红色或紫色痛性结节，较常见于亚急性患者
- Roth 斑：视网膜卵圆形出血斑，见于亚急性患者

三、检查

关键词

- 最有意义：血培养（对于未经治疗的亚急性患者第1天间隔1 h采血1次，共3次；对于急性患者应在入院后3 h内，每隔1 h采血1次，共3次）
- 超声心动图

四、治疗

本病大多数致病菌对青霉素敏感，故青霉素可作为首选药物。联合用药以增加杀菌能力，如万古霉素、庆大霉素等，真菌感染者选用两性霉素B。采血时应停用抗生素2～7 d。

小贴士1

- 发热：感染性心内膜炎最常见的症状
- 非特异性症状：脾大、贫血（骨髓感染导致）
- 动脉栓塞（脑栓塞）：头痛、失语、吞咽困难、肢体感觉障碍等
- 心力衰竭：最常见的并发症

小贴士2

每次采静脉血10～20 mL，做须氧和厌氧培养，至少培养3周，本病的菌血症为持续性，无须在体温升高时采血

小贴士3

感染性心内膜炎是心内膜表面的微生物感染，伴赘生物形成

第九节 心肌疾病

一、扩张型心肌病

扩张型心肌病
- 病因—家族性发病趋势，与柯萨奇病毒B组感染有关
- 症状—充血性心力衰竭，乏力、心悸、气急、肝大
- 体征—心腔（单侧或双侧扩大），以左心室为主
- 检查—首选超声心动图
- 治疗
  - 慎用洋地黄
  - 预防血栓→阿司匹林
  - 预防猝死→室性心律失常和猝死是其主要死亡原因

二、肥厚型心肌病

肥厚型心肌病
- 病因—与遗传有关
- 症状—劳力性呼吸困难，黑矇（起立和运动时可出现）
- 体征—胸骨左缘第3、4肋间较粗糙的喷射性收缩期杂音（关键词）☆必考点
- 检查—首选超声心动图，室间隔非对称性肥厚
- 治疗—β受体阻滞剂：美托洛尔

三、病毒性心肌炎

病毒性心肌炎
- 病因—柯萨奇病毒B组（关键词）
- 表现—好发于年轻人，发热+呼吸困难+肌钙蛋白升高 ☆必考点
- 检查
  - 确诊：心内膜心肌活检
  - 了解患者心功能：超声心动图
- 治疗
  - 对症治疗+休息
  - 吸氧：2~4L/min
  - 高蛋白、高维生素、清淡易消化饮食

小贴士

- 避免诱因：避免激烈运动、持重、情绪激动、突然起立或屏气等诱因，减少猝死的发生
- 禁用硝酸酯类药物：以减少回血量，加重左心室流出道梗阻

小贴士

• X线检查：渗出性心包炎呈烧瓶心

• 超声心动图：诊断心包积液迅速可靠

第十节 心包疾病

一、急性心包炎

项目	纤维蛋白性心包炎	渗出性心包炎（心包积液）	心脏压塞（大量心包积液）
症状	心前区疼痛（与呼吸有关）	呼吸困难	气促、心动过速、血压下降、体循环静脉淤血、脉压变小
体征	心包摩擦音，在胸骨左缘第3、4肋间，坐位体前倾，深吸气时很明显	心浊音界向两侧增大、心音遥远，心尖搏动弱、左肩胛骨下叩诊浊音（Ewart征）	Beck三联征（心音遥远、颈静脉怒张、低血压）、奇脉
治疗	病因治疗	心包穿刺	心包穿刺

二、缩窄性心包炎

缩窄性心包炎
- 病因—结核 秒杀技
- 表现
  - Kussmaul征（吸气时周围静脉回流增多，静脉压明显增高）
  - 颈静脉怒张、肝大、腹水、下肢水肿、劳力性呼吸困难
- 检查—超声心动图 必考点

三、心包穿刺的护理

心包穿刺
- 禁食：4~6 h
- 体位：坐位或半卧位
- 抽液：一般每次抽液量不超过500 mL，第一次不超过200 mL 关键词
- 心包引流量：<25 mL/d，可拔管

第十一节　周围血管疾病

一、下肢静脉曲张

1. 病因

静脉壁薄、大隐静脉瓣膜功能不全、长期站立、妊娠。

2. 表现

- 早期：仅在长时间站立后患肢小腿感觉沉重、酸胀乏力和疼痛
- 晚期：曲张静脉明显隆起和迂曲，皮肤色素沉着，湿疹或溃疡形成

3. 检查

关键词

(1) 大隐静脉瓣膜功能试验（Trendelenburg 试验）：

- 自上而下静脉逆向充盈→瓣膜功能不全
- 30 s 内静脉充盈→交通支瓣膜功能不全

(2) 深静脉通畅试验（Perthes 试验）：用于测定深静脉回流是否通畅。

(3) 交通静脉瓣膜功能试验：主要用于发现瓣膜功能不全的交通静脉。

(4) 确诊：血管造影。

4. 治疗

关键词

首选手术治疗（深静脉通畅试验阴性，无手术禁忌证者）。

二、血栓闭塞性脉管炎

1. 病因

☆必考点

吸烟（最主要原因）。

2. 病理

好发于下肢中、小动静脉，好发于男性青壮年。

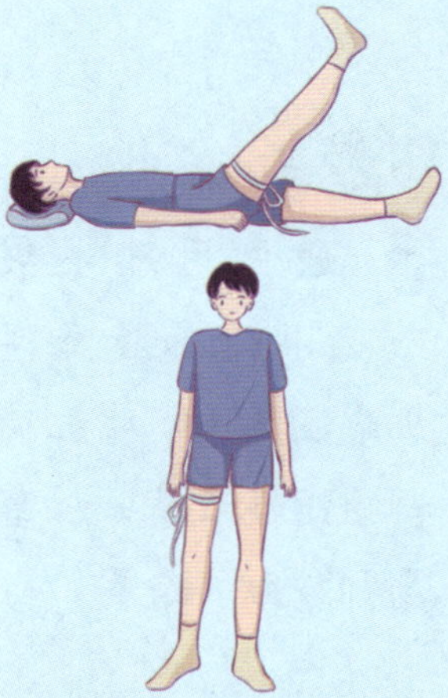

大隐静脉瓣膜功能试验

小贴士

- 术后早期活动，防止深静脉血栓形成
- 深静脉血栓形成，严禁对患肢行按摩及有压迫性检查，防止血栓脱落

3. 表现

关键词

- 局部缺血期：间歇性跛行
- 营养障碍期：静息痛
- 组织坏死期：以坏疽和溃疡为主，屈膝抱足为此期典型体位（关键词）

4. 检查

秒杀技

- 确诊：血管造影
- Burger 试验：肢体抬高试验

5. 治疗

- 绝对戒烟（关键词）
- 肢体保暖，禁用热水袋
- 体位：头高足低位，血液容易灌流下肢
- 指导患者进行伯格运动：促进侧支循环建立
- 术后护理：抬高制动 1 周（静脉）；放平，制动 2 周（动脉）

第十二节 心脏骤停

一、病因

秒杀技

冠心病（最常见）。

二、心电图表现

- 心室颤动或扑动（最常见）
- 心电机械分离
- 心室静止，呈一条无电波的直线，或仅见心房波（关键词）

三、表现

秒杀技

- 最可靠指征：大动脉搏动消失
- 听诊心音消失
- 呼吸停止或呈叹息样呼吸
- 瞳孔散大，或对光反射消失
- 皮肤苍白或发绀

小贴士 1

避免用热水袋或热水给患肢直接加温的原因：增加局部组织耗氧量，加重局部缺血、缺氧

小贴士 2

- 脑细胞对缺氧最敏感
- 大脑对缺氧的耐受性只有 6 min

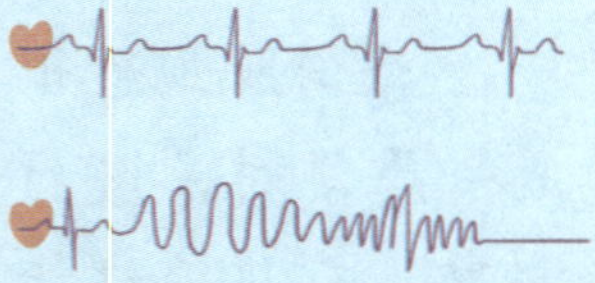

心脏骤停心电图

四、治疗

心肺复苏 ☆必考点

关键词

- 治疗
  - CAB（胸外按压（C），开放气道（A），人工呼吸（B））
    - 按压部位：胸骨中、下1/3交界处
    - 按压深度：5~6 cm（成人）
    - 按压频率：100~120次/min
    - 按压与人工呼吸比例为30∶2
    - 心肺复苏首选：肾上腺素
  - 高级生命支持
    - 预防脑水肿：20%甘露醇
    - 保证循环稳定：肾上腺素
    - 纠正酸碱失衡：碳酸氢钠
    - 改善通气：阿托品

五、小儿心脏骤停抢救

1. 按压部位

关键词

两乳头连线中点下方或胸骨下1/3处。

2. 按压手法

- 年长儿——双掌法
- 幼儿——单掌法
- 婴儿——双拇指环绕法
- 新生儿——双拇指环绕法/双指法

3. 按压频率

100～120次/min。

4. 按压深度

至少胸腔前后径的1/3。

5. 注意事项

单人心肺复苏按压与人工呼吸比例为30∶2，双人心肺复苏按压与人工呼吸比例为15∶2。

小贴士1

新生儿窒息、溺水抢救时按ABC操作，其他按CAB操作

A：开放气道

B：人工呼吸

C：胸外按压

小贴士2

心肺复苏胸外按压与人工呼吸比例应区别是成人还是小儿

第三章　消化系统疾病患者的护理

第一节　消化系统的解剖生理

一、食管有3处较为狭窄

- 在食管上端，有环咽肌围绕食管的入口
- 在主动脉弓平面，有主动脉和左支气管横跨食管
- 在食管下端，即食管穿过膈的裂孔处

二、小肠

小肠包括十二指肠、空肠、回肠。

三、大肠

大肠包括盲肠、阑尾、结肠、直肠、肛管。

运动方式为袋状往返运动。

四、划分上、下消化道

- 以Treitz韧带为界划分上、下消化道
- Treitz韧带以上：上消化道
- Treitz韧带以下：下消化道

第二节　口　　炎

一、解剖、生理

(1) 3月以下小儿唾液中淀粉酶含量低，不宜喂淀粉食物。

(2) 婴幼儿口底浅，不能及时吞咽所分泌的全部唾液，常出现生理性流涎，5～6个月最明显。

(3) 易发生溢乳原因：　关键词

- 因处于水平位
- 幽门括约肌发育好
- 贲门括约肌发育差

(4) 小儿易发生肠套叠、肠扭转的原因：小

儿肠系膜柔软而长，固定性差。

(5) 小儿粪便：

- 纯母乳：黄色或金黄色，均匀糊状，酸味，不臭
- 人工喂养：呈淡黄色或灰黄色，较稠，量多，较臭
- 混合喂养：呈黄色，较软，性状介于纯母乳与人工喂养之间

二、病因

关键词

(1) 鹅口疮（白色念珠菌）：

- 腹泻
- 营养不良
- 长期使用广谱抗生素或激素

(2) 疱疹性口炎：单纯性疱疹病毒Ⅰ型。

(3) 溃疡性口炎：金黄色葡萄球菌、链球菌。

三、临床表现

- 鹅口疮：白色乳凝块物，不易拭去，强行拭去，局部黏膜潮红，可有渗血　秒杀技
- 疱疹性口炎：具有传染性，有小疱疹。小疱疹破溃后有黄白色渗出物
- 溃疡性口炎：有灰白色假膜形成

四、治疗

(1) 鹅口疮：宜用2% $NaHCO_3$ 清洁口腔，餐后1h。

(2) 溃疡性口炎：3%过氧化氢。

(3) 局部用药：

- 鹅口疮：10万～20万IU制霉菌素鱼肝油混悬溶液
- 疱疹性口炎：碘甘油→用药后闭口10 min
- 溃疡性口炎：1%～2%过氧化氢溶液清洗溃疡面→涂5%金霉素鱼肝油

小贴士

- 病毒性心肌炎：柯萨奇病毒B组（柯B得了心肌炎）
- 疱疹性咽峡炎：柯萨奇病毒A组（“萨”“疱”）
- 幼儿急疹：人类疱疹病毒6型（6岁幼儿）
- 手足口病：肠道病毒71型(EV71)
- 猩红热：溶血性链球菌(A组乙型)
- 血源性肺脓肿：金黄色葡萄球菌
- 吸入性肺脓肿：厌氧菌
- 社区获得性肺炎：肺炎链球菌
- 急性肾小球肾炎：乙型溶血性链球菌

小贴士 1

慢性胃炎、消化性溃疡均与幽门螺杆菌感染有关

小贴士 2

术后一般护理：肠蠕动恢复，拔除胃管后当日可饮少量水或米汤，鼓励患者术后早期活动（预防肠粘连）

(4) 鹅口疮奶具消毒：5% $NaHCO_3$ 浸泡 30 min 洗净再煮沸消毒。

(5) 口腔剧痛：2% 利多卡因。

第三节 慢性胃炎

一、解剖、生理

- 主细胞：胃蛋白酶原
- 壁细胞：盐酸（HCl）和内因子 秒杀技
  - 盐酸：杀菌、促进铁离子吸收
  - 内因子：促进维生素 B_{12} 吸收，内因子缺乏可导致巨幼红细胞贫血
- G 细胞：分泌促胃泌素（刺激壁细胞分泌盐酸）
- 黏液细胞：碱性黏液

二、慢性浅表性胃炎 必考点

- 病因：最常见的是幽门螺杆菌（Hp）感染、非甾体抗炎药物（阿司匹林、吲哚美辛）的使用
- 表现：腹痛 + 消化不良
- 胃镜：胃表面红白相间，以“红色”为主

三、慢性萎缩性胃炎

- 表现：腹痛 + 消化不良
- 胃镜：红白相间，以白色为主，皱襞平坦

四、治疗

详见消化性溃疡。

五、护理

(1) 慢性出血，可进食牛奶、米汤等碱性食物，中和胃酸。关键词

(2) 剧烈呕吐、呕血者禁食。

(3) 用药指导：必考点

- 硫糖铝：餐前 1h 或睡前服用
- 多潘立酮（吗丁啉）：餐前服用 关键词
- 质子泵抑制剂：每日晨起吞服或早晚各 1 次
- 枸橼酸铋钾：餐前半小时服用
- 铝碳酸镁（达喜）：餐后 1～2h 服用
- 甲硝唑：餐后半小时服用

第四节 消化性溃疡

一、病因

秒杀技

与幽门螺杆菌感染、胃酸分泌过多、胃黏膜保护作用减弱等因素有关。

二、胃溃疡和十二指肠溃疡 必考点

要点	胃溃疡（GU）	十二指肠溃疡（DU）
好发人群	较 DU 平均晚 10 年	青壮年 秒杀技
好发部位	胃窦	十二指肠球部
疼痛部位	剑突下正中或偏左	上腹正中或偏右
疼痛时间	餐后 0.5～1h 出现，持续 1～2h	饥饿痛、空腹痛、夜间痛
疼痛规律	进食—疼痛—缓解	疼痛—进食—缓解

三、检查

关键词

- 确诊：胃镜 + 活检
- Hp 试验：^{13}C-尿素呼气试验

四、治疗

1. 药物

- 抗 Hp 治疗：四联疗法（质子泵抑制剂 + 胶体铋剂 + 两种抗生素）

小贴士 1

- 主要发病原因：幽门螺杆菌感染
- 在损害因素中胃酸的作用占主导地位

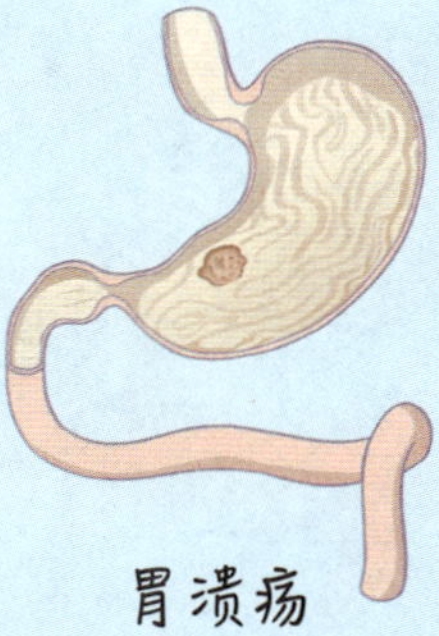

胃溃疡

小贴士 2

并发症：

- 出血：最常见的并发症，表现为呕血与黑便
- 穿孔：最严重并发症，表现为腹部剧痛和具有急性腹膜炎（压痛、反跳痛、板状腹），或 X 线检查有膈下游离气体等
- 幽门梗阻：频繁呕吐宿食
- 癌变：少数胃溃疡可发生癌变

- 质子泵抑制剂：奥美拉唑
- 抗生素：克拉霉素、甲硝唑、阿莫西林
- 铋剂：枸橼酸铋钾

2. 手术治疗

项目	毕Ⅰ氏手术	毕Ⅱ氏手术
方式	胃残端与十二指肠吻合	将残胃与近端空肠吻合
优点	操作简单，吻合后胃肠道接近于正常解剖生理，并发症少	切除足够胃体且不至于肠胃张力过大，术后溃疡复发率低
缺点	吻合张力较高	操作复杂，改变生理解剖，并发后遗症多
适应证	胃溃疡	各种胃、十二指肠溃疡

- 手术治疗
  - 适应证
    - 内科治疗3个月未愈患者
    - 并发急性大出血、幽门梗阻
    - 巨大溃疡
    - 胃溃疡癌变
    - 胃、十二指肠复合性溃疡
  - 术后并发症
    - 术后胃出血
      - 呕血和黑便（最常见并发症）（关键词）
      - 少量出血时，可不禁食；大量出血时，禁食、禁饮、胃肠减压
    - 梗阻
      - 进食后上腹饱胀、呕吐
      - 输入段梗阻：无胆汁
      - 输出段梗阻：呕吐物中有大量胆汁
  - 吻合口破裂
    - 十二指肠残端破裂→毕Ⅱ氏手术，多发生于术后24~48h
    - 引起急性弥漫性腹膜炎→立即手术
    - 胃肠吻合口破裂→多发生于术后5~7d，出现腹膜炎应立即手术

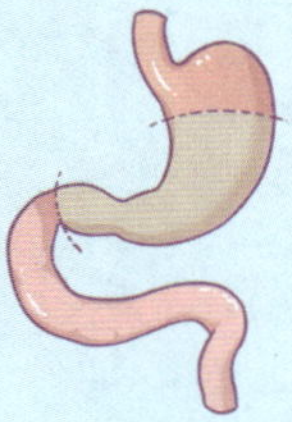

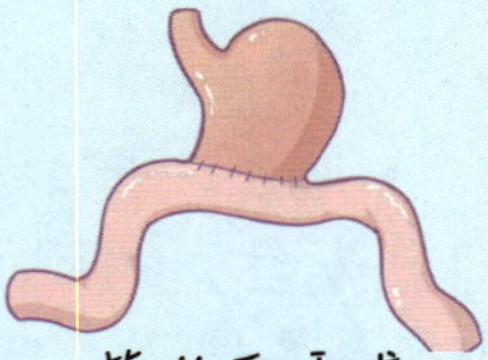

毕Ⅱ氏手术

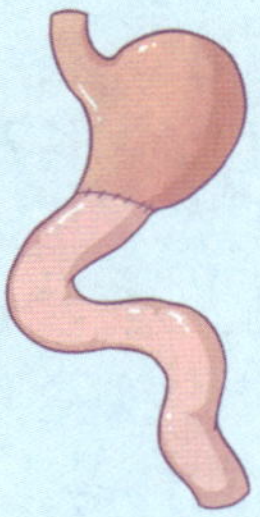

毕Ⅰ氏手术

消化性溃疡手术治疗

★必考点

- 手术治疗
  - 倾倒综合征 — 多发生于餐后 10～30 min 内，无力、出汗、头晕、晕厥、面色苍白、心悸。少量多餐，避免过甜、过咸、过浓饮食，进餐后应平卧 10～20 min
  - 低血糖综合征 — 餐后 2～4 h，出现心慌、无力、出冷汗
  - 癌变 — 残胃癌 2～10 年

第五节　溃疡性结肠炎

一、病因

病因不明（自身免疫病），抗生素治疗无效。

二、病理

主要限于大肠的黏膜与黏膜下层。

三、临床表现

左下腹痛、黏液性脓血便、里急后重感、疼痛—便意—便后缓解。

关键词

四、检查

- 钡餐 X 线检查：铅管征
- 确诊：结肠镜 + 活检

五、治疗

- 首选：柳氮磺吡啶（SASP）
- 重症 / 发作时：糖皮质激素

六、并发症

- 阿托品、低钾血症、钡剂：肠不蠕动
- 中毒性巨结肠

小贴士

- 柳氮磺吡啶（磺胺类药物），可抗炎、杀菌和抑制免疫，饭后服
- 忌高纤维素，忌乳制品

第六节 小儿腹泻

一、概述

秒杀技

- 0～6个月→腹泻→生理性腹泻
- 6个月～2岁→腹泻→各种腹泻（轮状病毒腹泻）
- 2～7岁→腹泻→中毒性菌痢

二、病因

- 消化系统发育不完善：功能性穿孔
- 免疫功能低下：易感染

三、表现

- 轻型腹泻：单纯腹泻，以胃肠道症状为主，一般无脱水及全身中毒症状
- 重型腹泻：腹泻＋脱水表现＋电解质紊乱＋全身中毒症状

四、重度腹泻的相关并发症

- 代谢性酸中毒（中度）：呼吸深大，口唇樱桃红
- 低钾血症：精神不振、无力、腱反射减弱或消失，腹胀、肠鸣音减弱或消失，心音低钝，心律失常，心电图出现U波等
- 低钙和低镁血症：抽搐或惊厥

五、治疗

1. 程度

	关键词	秒杀技
轻度：	“稍”“略”	（3%～5%）
中度：	“明显”	（5%～10%）
重度：	“四肢厥冷”“无”	（＞10%）

小贴士1

- 秋冬多为轮状病毒感染（秋季腹泻），大便无臭味、蛋花汤样
- 夏季腹泻多见于大肠埃希菌感染，大便有臭味、黏液脓血便

小贴士2

- 急性腹泻：病程＜2周
- 迁延性腹泻：病程在2周～2个月
- 慢性腹泻：病程＞2个月

小贴士3

- 口服补液盐（ORS）溶液（1/2张）：轻、中度脱水无明显呕吐者
- 静脉补液：中度以上脱水、呕吐或腹胀明显的患儿

2. 脱水性质

钠离子浓度：
- 低渗：< 130 mmol/L
- 等渗：130 ~ 150 mmol/L
- 高渗：> 150 mmol/L

3. 补液 必考点

项目	轻度脱水	中度脱水	重度脱水
丢失量 /mL (kg · d)	30 ~ 50	50 ~ 100	100 ~ 120
补液量 /mL (kg · d)	90 ~ 120	120 ~ 150	150 ~ 180

4. 补液性质

低渗性脱水	等渗性脱水	高渗性脱水
< 130 mmol/L	130 ~ 150 mmol/L	> 150 mmol/L
高渗溶液	等渗溶液	低渗溶液
高张溶液 (2/3 张)	关键词 1/2 张	低张溶液 (1/5 ~ 1/3 张)

5. 溶液张力

$$溶液张力 = \frac{电解质份数}{溶液总份数}$$

- 1 ：1 → 1 份 NaCl，1 份 GS → 1/2 张
- 2 ：1 → 2 份 NaCl，1 份 $NaHCO_3$ → 1 张
- 2 ：3 ：1 → 2 份 NaCl，3 份 GS，1 份 $NaHCO_3$ → 1/2 张
- 4 ：3 ：2 → 4 份 NaCl，3 份 GS，2 份 $NaHCO_3$ → 2/3 张
- 1 ：4 → 1 份 NaCl，4 份 GS 1/5 张
- 1 ：2 → 1 份 NaCl，2 份 GS 1/3 张

小贴士 1

观察效果：
- 若补液合理，3 ~ 4 h 应排尿，表明血容量恢复
- 24 h 患儿皮肤弹性及眼窝凹陷恢复，表明脱水已纠正
- 仅尿量多，脱水未纠正，表明输入的液体中葡萄糖比例过高
- 补液后出现眼睑水肿，表明电解质溶液比例过高

小贴士 2

张力 =（盐 + 碱）/（盐 + 糖 + 碱）

小贴士 3

葡萄糖注射液（GS）不属于电解质

★必考点

6. 补液原则

①先快后慢；②先盐后糖；③先晶后胶；④见尿补钾；⑤见酸补碱。

- 休克：用2：1等张含钠液迅速扩容，液量＜300 mL，静脉推注 秒杀技
- 时间：30 min～1 h
- 婴幼儿腹泻禁用止泻药，以免加快毒素吸收

第七节 肠梗阻

一、病因

肠梗阻最常见的病因是肠粘连（手术史）。

二、临床表现

痛、吐、胀、闭（肛门停止排便、排气）。

三、分类

关键词

1. 原因

- 机械性肠梗阻：①粘连性肠梗阻；②肠扭转；③肠套叠
- 动力性肠梗阻：①麻痹性肠梗阻；②痉挛性肠梗阻

2. 血运

- 无血运障碍：单纯性肠梗阻
- 有血运障碍：绞窄性肠梗阻→手术治疗

3. 程度

- 完全性肠梗阻：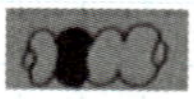
- 不完全性肠梗阻：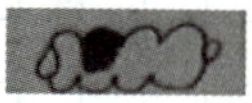

4. 位置

关键词

- 高位性肠梗阻：呕吐物不臭（十二指肠以上）
- 低位性肠梗阻：呕吐物有臭味（十二指肠以下）

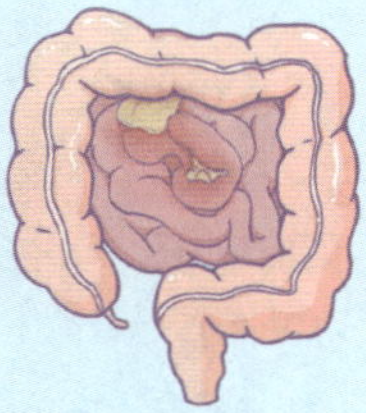

肠梗阻

小贴士

一般肠梗阻发生4～6 h后，立位或侧卧位腹平片可见多个阶梯状排列的气液平面

四、治疗

1. 治疗原则

解除肠道梗阻和纠正全身生理紊乱。

2. 最主要/重要的保守治疗

禁食、禁饮、胃肠减压。

秒杀技

3. 血性物质

- 大便
- 呕吐物：立即手术
- 大便隐血试验（+）

五、特殊人群肠梗阻

特殊人群肠梗阻
- 儿童
  - 肠套叠
  - 右下腹痛、包块、血便（果酱样）（肠套叠三联征）
  - X线检查："杯口征""弹簧征"（秒杀技）
  - 治疗：空气灌肠
- 老年人
  - 乙状结肠扭转
  - "鸟嘴征"
- 青年人：小肠扭转（饱食后剧烈运动时发病，突发脐周剧烈绞痛

六、护理

- 在确定无绞窄坏死、穿孔后，可应用阿托品、山莨菪碱（654-2）松解平滑肌
- 术后早期下床活动，预防肠粘连
- 注意肛门排气时间 关键词

第八节 急性阑尾炎

一、解剖、生理

- 免疫器官：儿童时期（成人不再是免疫器官）
- 富含淋巴滤泡
- 阑尾动脉：为终末动脉，所以阑尾易发生坏死
- 脐和阑尾由共同神经支配：转移性右下腹痛

关键词

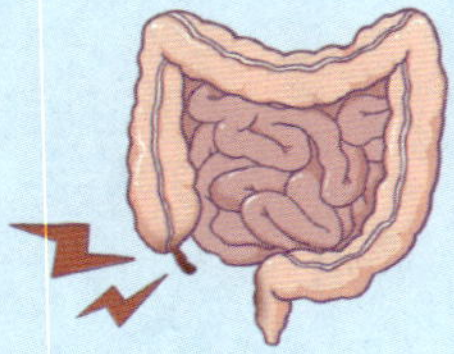

急性阑尾炎

二、病因

急性阑尾炎最常见的病因：阑尾管腔梗阻（粪石梗阻）。

秒杀技

三、分类

- 急性单纯性阑尾炎
- 急性化脓性阑尾炎：局限性腹膜炎
- 坏疽、穿孔性阑尾炎：急性弥漫性腹膜炎
- 阑尾周围脓肿

四、临床表现

必考点

关键词

- 典型表现：转移性右下腹痛
- 胃肠道反应
- 发热、体温可达到 39 ~ 40 ℃
- 体征：右下腹压痛，麦氏点位于右髂前上棘与脐连线的中外 1/3 交界处
- 腰大肌试验（+），闭孔内肌试验（+）

五、检查

首选：B超。

必考点

六、治疗及护理

必考点

治疗及护理

- 治疗
  - 首选：手术（阑尾切除术）
  - 阑尾周围脓肿：应用抗生素控制感染，一般 3 个月后进行手术切除
  - 穿孔性阑尾炎：腹痛减轻后又加重
- 护理
  - 采取半卧位，可减轻腹部切口张力
  - 不明原因急腹症：禁止使用止痛药，会掩盖病情（关键词）
  - 术后出血多发生于 24 h 内
  - 切口感染：术后 3 ~ 5 d
  - 腹腔脓肿：术后 5 ~ 7 d
  - 肠瘘：术后有肠内容物从腹壁切口流出
  - 阑尾周围脓肿：体温正常 3 个月才能手术

第九节　腹　外　疝

一、疝（离开正常解剖位置到达别处）

1. 斜疝内口

即深环处，在腹股沟韧带中点上方1.5～2.0 cm处。

2. 分型　必考点

斜疝　关键词	直疝
经腹股沟管突出	经直疝三角突出
腹壁下动脉外侧	腹壁下动脉内侧
可以进入阴囊	一般不进入阴囊
儿童、青壮年	老年人
回纳疝块后压住深环处疝块不再突出	回纳疝块后压住深环处疝块仍可突出
椭圆形或梨形肿物	半球形肿物

二、病因

关键词

腹壁强度降低，腹内压增高。

- 股疝：中老年女性+股管松弛+腹股沟韧带下方半球形肿物
- 最易发生嵌顿　必考点
- 手术治疗：McVay修补术（腹股沟韧带和耻骨梳韧带缝合）

三、治疗

(1) 保守治疗：≤1岁，疝带压迫。

(2) 手术治疗：

- 1～3岁：疝囊高位结扎术
- McVay修补术

(3) 绞窄性疝：紧急手术治疗。

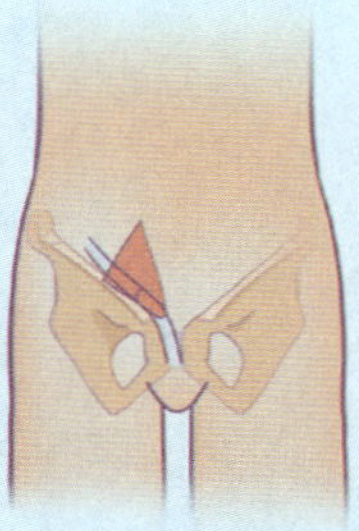

腹外疝

小贴士

腹外疝治疗：

- 手法复位：嵌顿在3～4 h内，无腹膜刺激征；伴严重疾病或年老体弱而估计肠袢尚未绞窄坏死
- 手术治疗：手法复位后，一旦出现肠梗阻或腹膜炎症状，尽早手术探查

四、几个概念

- 易复性疝：小肠
- 难复性疝：大网膜
- 嵌顿性疝：不能回纳　关键词
- 绞窄性疝：疝内容物坏死
- 滑动性疝：疝内容物变成疝囊一部分（膀胱）

五、护理

疝切除术后，应避免重体力活动3个月。

秒杀技

第十节　痔

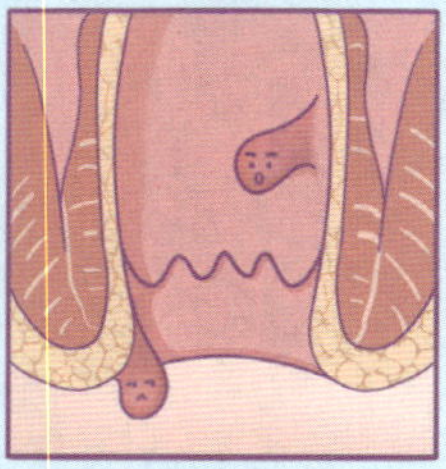

痔

一、定义

直肠下段黏膜和肛管皮肤下静脉丛淤血、扩张和屈曲所形成的静脉团。

二、以齿状线为界

- 齿状线以上：内痔（3，7，11）
- 齿状线以下：外痔

1. 内痔

关键词

①无痛性间歇性便后出血+蹲位+有圆形或椭圆形痔块脱出。

②分期：

- Ⅰ期：痔块不脱出
- Ⅱ期：痔块脱出，可自行还纳
- Ⅲ期：痔块脱出，用手还纳
- Ⅳ期：用手还纳，又脱出

巧记口诀

1便血，2自行，3托回，4长期

2. 外痔

主要表现为肛门部软组织团块，有肛门不适、潮湿、瘙痒或异物感。发生血栓及炎症时可有疼痛。

3. 混合痔

外痔和内痔的症状同时存在，严重时表现为

环状痔脱出。

三、检查

关键词

痔的检查包括肛门镜检查、直肠指检。

四、治疗

- 无症状：无须治疗
- Ⅰ期、Ⅱ期内痔：胶圈套扎法
- Ⅲ期、Ⅳ期内痔：痔核切除术
- 血栓性外痔：剥脱术

五、护理

1. 清洗臀部（洗 PP）

- 溶液：1∶5 000 高锰酸钾溶液秒杀技
- 温度：43～46℃
- 溶液量：3 000 mL
- 坐浴时间：20～30 min

2. 保持大便通畅

若有便秘，口服液状石蜡。

第十一节 肛 瘘

关键词

肛瘘
- 病因：直肠肛管周围脓肿
- 表现：肛门周围发现排脓液＋粪性分泌物包块＋发热＋肛周瘙痒
- 检查：瘘管造影术（亚甲蓝）
- 治疗：
  - 挂线疗法：高位单纯性肛瘘
  - 肛瘘切除术：低位单纯性肛瘘
  - 以肛门括约肌为界，以上为高位，以下为低位
  - 术后 5～10 d 可用示指扩肛

第十二节　直肠肛管周围脓肿

一、病因

肛囊和肛腺感染。

二、分类

- 肛门周围脓肿（最常见）：肛门周围有一包块：红、肿、热、痛、脓肿形成，有波动感
- 坐骨肛管间隙脓肿：有直肠刺激症状和膀胱刺激征
- 骨盆直肠间隙脓肿：全身症状比较严重，但局部症状不明显

三、检查确诊

关键词

局部穿刺抽液。

四、治疗

- 控制感染，缓解疼痛，促进排便
- 脓肿形成→手术切开引流（引流量＜50 mL/d 时可考虑拔管）

第十三节　肝　硬　化

一、解剖、生理

- 第一肝门：3 个（肝胆管、肝动脉、门静脉）
- 第二肝门：肝静脉
- 肝脏基本组成单位：肝小叶

二、病因

关键词

- 中国人：乙型肝炎
- 外国人：酒精性脂肪肝

三、病理

肝小叶，假小叶＝肝硬化。

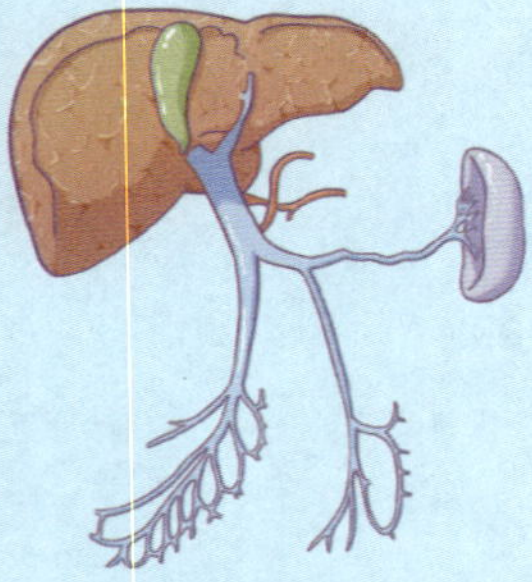

肝硬化

四、表现

- 表现
  - 代偿期——早期症状轻、无特异性，以乏力、食欲不振为主
  - 失代偿期
    - 肝功能减退
      - 出血：凝血因子缺乏
      - 雌激素升高：肝掌、蜘蛛痣、肝病面容（关键词）
    - 门静脉高压症
      - 脾大——脾亢→全血减少
      - 侧支循环建立和开放
        - 食管与胃底静脉曲张（特征性）→破裂导致上消化道出血
        - 腹壁静脉曲张→脐周静脉明显曲张呈水母头状
        - 痔静脉扩张
      - 腹水
        - 最突出：门静脉压力增高（最主要的原因）；膨隆呈蛙腹，叩诊有移动性浊音

小贴士

肝对雌激素及醛固酮灭活作用减弱导致雄激素↓→肝掌及蜘蛛痣（在上腔静脉引流区，如面部、肩部、上胸部）

五、检查

- 谷丙转氨酶升高（ALT）
- 谷草转氨酶（AST）↑↑：肝细胞严重坏死
- 金标准：穿刺活检检出假小叶可确诊
- 腹水：漏出液 关键词

六、治疗

秒杀技

(1) 首选：螺内酯（保钾利尿剂）。

(2) 抽腹水＋输注白蛋白：关键词

- 一次放腹水不超过 3 000 mL，过多放液可导致肝性脑病和电解质紊乱
- 限制水钠摄入：钠＜2 g/d；水为 1 000 mL/d

小贴士

术毕应缚紧腹带，防止腹穿后腹内压骤降

- 大量放水：低钾低氯性碱中毒
- 每放腹水 1 000 mL，输白蛋白 8～10 g

（3）治疗原则：目前无特效治疗方法，关键在于早期诊断，针对病因和一般情况进行治疗，缓解和延长代偿期，对失代偿期主要是对症治疗，改善肝功能，处理并发症。

七、并发症及饮食 秒杀技

- 最常见：上消化道大出血
- 最严重：肝性脑病
- 感染
- 肝肾综合征
- 肝肺综合征
- 饮食：高蛋白、高热量、高维生素、清淡易消化饮食；肝功能损害显著或有肝性脑病先兆者，应限制或禁食蛋白质 关键词

第十四节 细菌性肝脓肿

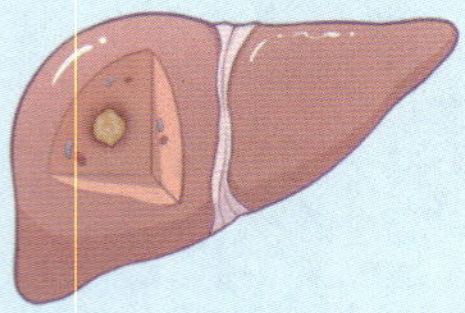

细菌性肝脓肿

细菌性肝脓肿
- 病因
  - 最常见的致病菌：大肠埃希菌和金黄色葡萄球菌
  - 胆道系统：最常见入侵途径
- 表现
  - 最常见：寒战、高热
  - 肝区叩击痛 关键词
  - 肝区压痛、肝大
- 检查
  - 首选检查：B超→多个液性暗区
  - 血常规：白细胞升高 秒杀技
  - 诊断：穿刺抽出脓液 必考点
- 治疗
  - 非手术治疗：大剂量、足疗程、联合应用抗生素
  - 手术治疗：经皮肝穿刺脓肿置管引流术，适用于直径为 3～5 cm 的单个脓肿 关键词
- 护理
  - 脓液 <10 mL/d，可考虑拔管

第十五节　肝性脑病

一、病因及诱因　必考点

1. 最常见病因　关键词

病毒性肝炎后肝硬化最多见。

2. 诱因

上消化道出血、大量排钾利尿、放腹水、高蛋白饮食、感染、药物、便秘等。

二、临床表现　必考点

- 0 期（潜伏期）：仅在心理或智力测试时表现出轻微异常，无性格、行为异常
- 1 期（前驱期）：轻度性格改变和行为失常，扑翼样震颤
- 2 期（昏迷前期）：以意识错乱、睡眠障碍、行为失常为主
- 3 期（昏睡期）：以昏睡和错乱为主，可唤醒
- 4 期（昏迷期）：神志丧失，不能唤醒

三、检查

血氨浓度升高。

四、治疗

关键词

- 低蛋白（优质植物蛋白）
- 禁用肥皂水灌肠
- 灌肠：乳果糖 / 稀醋酸
- 不宜用维生素 B_6，其会影响多巴胺入脑
- 口服抗生素：甲硝唑、新霉素可抑制肠道内细菌生长，减少氨的形成和吸收
- 降氨药物：谷氨酸钾或谷氨酸钠与游离氨结合形成谷氨酰胺，从而降低血氨浓度
- 支链氨基酸：抑制大脑中假神经递质的形成

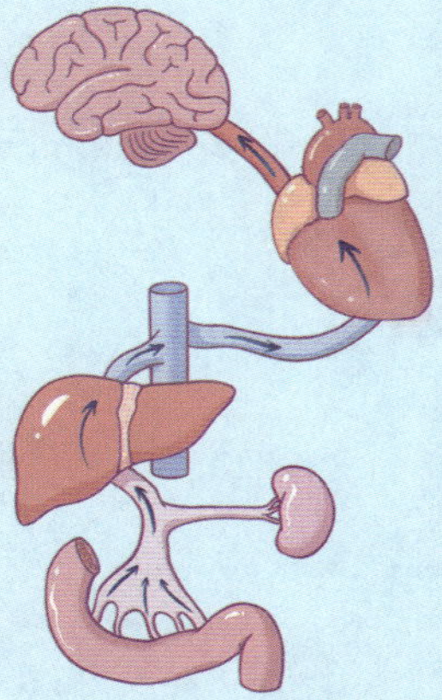

肝性脑病

巧记口诀

1 扑，2 睡，3 唤醒，4 昏迷

第十六节 胆道感染

一、解剖、生理

（1）胆囊三角：肝总管、胆囊管、肝脏下缘（意义：寻找胆囊动脉）。

（2）Oddi 括约肌：痉挛可引起胆汁和胰液排放不畅（吗啡可引起 Oddi 括约肌痉挛）。关键词

（3）成人每日分泌胆汁 600～1 000 mL，胆汁主要由肝细胞分泌，约占胆汁分泌量的 3/4，呈中性或弱碱性。秒杀技 秒杀技

二、急性胆囊炎

关键词

急性胆囊炎
- 病因
  - 最主要：胆囊结石
  - 细菌感染：大肠杆菌
- 表现
  - 症状：右上腹痛＋向右肩部放射（进食油腻食物）
  - 体征：Murphy 征阳性
- 检查——首选 B 超：胆囊壁增厚，胆囊增大 ☆必考点
- 治疗——腹腔镜胆囊切除术
- 饮食——低脂、高热量、易消化饮食

三、急性梗阻性化脓性胆管炎

（1）病因：最常见的是肝内外胆管结石，其次是胆道蛔虫和胆管狭窄。

（2）临床表现：Reynolds 五联征。关键词

- 夏柯三联征（Charcot 三联征）：腹痛、寒战高热、黄疸
- 休克
- 中枢神经系统受到抑制

（3）检查：首选 B 超，其次磁共振胰胆管成像（MRCP）。☆必考点

（4）治疗：立即解除胆道梗阻并引流。

第十七节　胆道蛔虫病

胆道蛔虫病
- 病因—蛔虫（小肠中下段）
- 表现—突发剑突下钻顶样疼痛（唯一一个症状与体征不符的疾病）
- 检查
  - 首选：B超
  - 血常规检查：嗜酸性粒细胞升高
- 治疗
  - 解痉、镇痛、利胆驱虫、控制感染、纠正水电解质失调
  - 驱虫药的服用时间：清晨空腹或晚上睡前

第十八节　胆　石　症

一、胆囊结石

关键词

(1) 病因：胆固醇结石。

(2) 表现：右上腹痛，并向右肩部放射，右上腹可触及肿大而有触痛的胆囊，Murphy征阳性。

(3) 检查：首选B超（强回声团）。必考点

(4) 手术治疗：腹腔镜胆囊切除术。

二、胆管结石

(1) 病因：
- 原发性：以胆色素结石为主
- 继发性：来自胆囊，胆固醇结石

关键词

(2) 表现：夏柯三联征（Charcot三联征）：腹痛、寒战高热、黄疸。

必考点

(3) 检查：首选B超（强回声团）。

(4) 治疗：以手术治疗为主。

(5) T管护理：

小贴士

- 胆囊炎与胆囊结石常互为因果关系
- 胆管炎与胆管结石互为因果关系

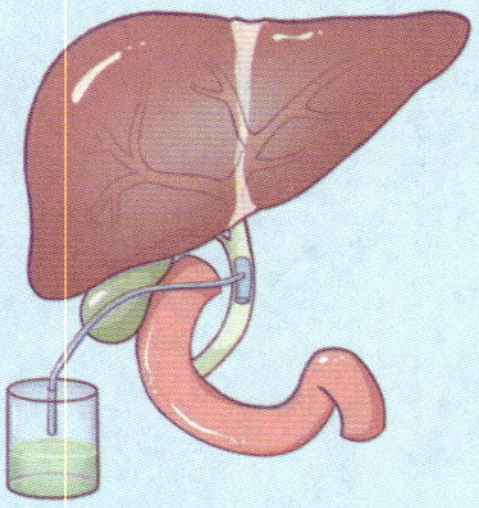

T管护理

- 目的：引流胆汁和减压；引流残余结石，支撑胆道
- 引流量：术后 24 h 内 300 ~ 500 mL，恢复饮食后可增加至每日 600 ~ 700 mL，以后逐渐减少至每日 200 mL 左右（秒杀技）
- 引流量过多，提示胆道下端梗阻
- 正常胆汁呈黄绿色、清亮、无残渣
- T管每日更换 1 次外接管和引流袋
- 保留时间：10 ~ 14 d
- 拔管指征：黄疸消退，无腹痛、发热，大便正常，胆汁引流量减少（关键词）
- 拔管前夹闭管道 1 ~ 2 d（若无 Charcot 三联征）→X 线下进行造影，引流造影 2 ~ 3 d→拔管
- 若T管脱出，及时就诊

小贴士

胰腺自我消化的解剖学基础：胆总管与胰管共同开口于十二指肠壶腹，当胆道结石引起 Oddi 括约肌痉挛时，可引发急性胰腺炎

第十九节　急性胰腺炎

一、病因

关键词

急性胰腺炎最常见的病因为胆道疾病（胆石症）。

二、发病机制

胰腺分泌→胰蛋白酶原→肠激活酶→胰蛋白酶→糜蛋白酶原→糜蛋白酶

三、诱因

大量饮酒、暴饮暴食。

四、表现

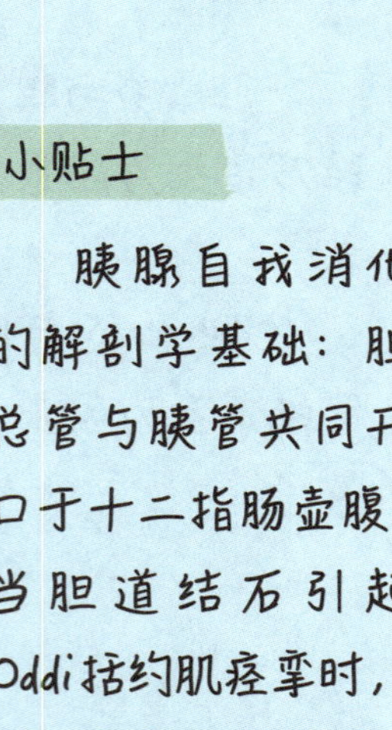

急性胰腺炎

- 左上腹痛 / 中上腹持续性刀割样疼痛，向腰背部放射
- Cullen 征（脐周皮肤青紫）
- Grey-Turner 征（两侧肋腹部皮肤表现为灰蓝色）

五、检查

秒杀技

- 血清淀粉酶：数小时内开始升高，24 h达到高峰，持续 3～5 d 后逐渐恢复正常
- 尿淀粉酶：发病 12 h 后开始升高，48 h 达到高峰，持续 1～2 周后恢复正常
- 检查首选：B 超　必考点
- 最有价值：CT

六、治疗

关键词

- 禁食水，胃肠减压（减少胰液分泌）是最主要措施
- 禁用吗啡
- 奥曲肽：减少酶的分泌

七、护理

秒杀技

- 体位：弯腰屈膝侧卧位
- 监测体温，记录 24 h 出入量
- 禁食期间：口腔护理
- 饮食：禁食期间给予肠外营养支持

第二十节　上消化道出血

一、定义

关键词

数小时内出血量 > 1 000 mL 或占循环血容量的 20%。

二、病因

- 最常见：消化性溃疡
- 食管胃底静脉曲张破裂
- 急性胃炎
- 贲门黏膜撕裂综合征

小贴士

血淀粉酶（超过正常值 3 倍可确诊），血钙降低、血糖升高提示胰腺坏死

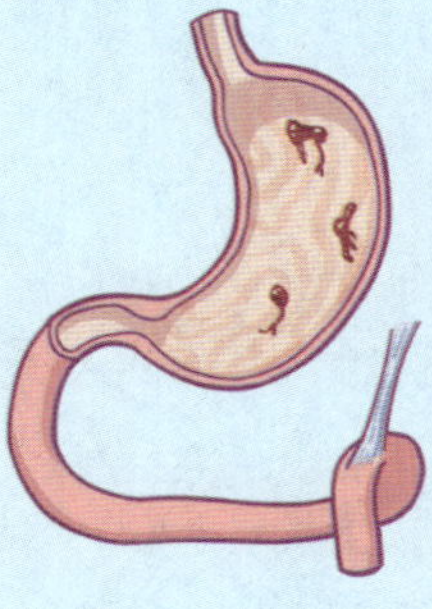

上消化道出血

三、表现 ☆必考点

- 呕血：胃内积血量＞250 mL
- 黑便：柏油样大便，每天出血量＞50 mL

四、检查 关键词

内镜检查是上消化道出血定位、定性诊断的首选检查方法。

五、治疗

迅速补充血容量，纠正水电解质失衡，预防和治疗失血性休克，给予止血治疗，同时积极进行病因诊断和治疗。

六、护理 ☆必考点

- 护理
  - 出血
    - 大出血：禁食
    - 少量出血，无呕吐：可选温凉、清淡、无刺激的饮食
  - 体位 — 平卧位，并将下肢略抬高，呕吐时头偏向一侧，保持呼吸道通畅
  - 三腔二囊管
    - 胃气囊充气：150～200 mL
    - 食管下段气囊充气：约 100 mL
    - 气囊充气加压 12～24 h 应放松牵引，放气 15～30 min
    - 气囊放置时间：3～4 d
    - 停止出血→气囊放气→观察 24 h→未出血拔管

第二十一节　慢性便秘

- 慢性便秘
  - 病因 — 最常见的病因为肠易激综合征
  - 表现 — 排便次数＜3 次 / 周，排便时间大于 30 min，排便困难
  - 治疗
    - 增加粗纤维饮食（玉米、大豆、芹菜、水果、麦麸）
    - 润滑剂：两餐之间 秒杀技
    - 顺时针环形按摩腹部

小贴士 1

- 大便隐血试验阳性：出血量为 5 mL
- 出现周围循环衰竭：出血量超过 1 000 mL

小贴士 2

内镜检查：病因诊断的首选检查措施。一般在出血后 24～48 h 内进行急诊内镜检查，可明确病因，还可紧急止血

第二十二节　急　腹　症

一、分类

- 内脏性疼痛：对张力性刺激和缺血性疼痛较为敏感，定位不准确 关键词
- 躯体性疼痛：定位准，感觉敏锐
- 牵涉性疼痛：急性胰腺炎，放射至腰背部；胆囊炎，放射至右肩部

二、表现

- 机械性肠梗阻→阵发性绞痛
- 腹腔炎症→持续性钝痛
- 穿孔→刀割样疼痛
- 肠麻痹→持续性胀痛
- 胆道蛔虫→钻顶样疼痛

三、检查

关键词

- 空腔脏器穿孔→X线检查可见膈下游离气体
- 实质性脏器破裂→腹腔穿刺抽出不凝血

四、诊断

- 外科急腹症：先有腹痛，后有发热；疼痛部位固定 秒杀技
- 内科急腹症：先有发热、呕吐，后出现腹痛；疼痛部位不固定
- 腹腔积血500 mL以上，可出现移动性浊音

小贴士

- “四禁”：禁食、禁用止痛药、禁止灌肠、禁用泻药
- 体位：无休克半卧位，有休克中凹卧位

第四章　呼吸系统疾病患者的护理

第一节　呼吸系统解剖生理

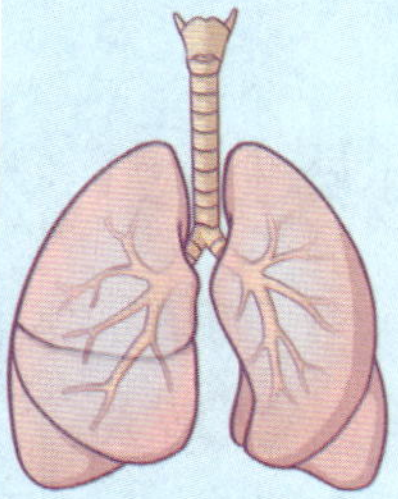

呼吸系统解剖

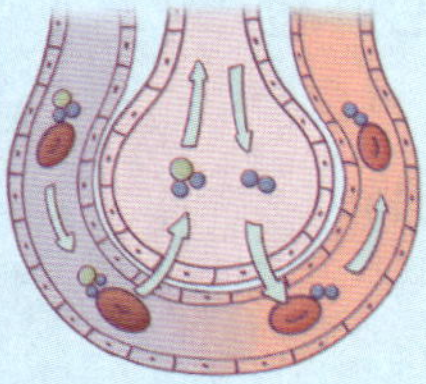

气体交换场所

小贴士

- "咽鼓管较宽、短、直，呈水平位，故鼻咽炎易侵及中耳而致中耳炎
- 女性呈胸式呼吸，男性及婴幼儿呈腹式呼吸

秒杀技

一、以环状软骨为界

- 环状软骨以上称上呼吸道：鼻、咽、喉
- 环状软骨以下称下呼吸道：气管、支气管

二、左右支气管分叉对应解剖位置

胸骨角（平对第 2 肋隆凸处）。

三、"左二右三"

关键词

左肺有两叶，右肺有三叶。

四、特点

- 左主支气管：窄、长
- 右主支气管：粗、短、异物更容易进入右肺

秒杀技

五、肺

具有通气与换气功能。

六、胸膜腔内的压力

胸膜腔内的压力为负压，有利于肺组织进行气体交换。临床上将直径小于 2 mm 的气管称为小气道。

七、肺泡

气体交换的场所。

关键词

补充：急性上呼吸道感染

一、病因

关键词

- 最常见的病因：病毒感染（70% ~ 80%）
- 细菌感染中，溶血性链球菌最常见

二、临床表现

临床表现
- 普通感冒——鼻病毒，以鼻咽部症状为主，好发于冬春季节
- 病毒性咽炎、喉炎——鼻病毒
  - 急性咽炎：咽部发痒、烧灼感
  - 急性喉炎：声音嘶哑、说话困难
- 急性咽-扁桃体炎——乙型溶血性链球菌
- 急性疱疹性咽峡炎——柯萨奇病毒A组，多见于儿童
- 急性咽结膜炎——腺病毒和柯萨奇病毒

三、检查

- 病毒感染：白细胞正常或偏低，淋巴细胞比例升高
- 细菌感染：白细胞计数和中性粒细胞数量增加，并有核左移现象

四、治疗

- 细菌感染：抗生素治疗
- 病毒感染：广谱抗病毒药物（利巴韦林）
- 鼻塞：可用1%麻黄碱滴鼻
- 干咳：可用喷托维林

第二节　急性感染性喉炎

一、病因

急性感染性喉炎的最常见病因是病毒感染。

小贴士

Ⅰ度活动后有症状，Ⅱ度安静时有症状，Ⅲ度呼吸困难，Ⅳ度昏睡

二、临床表现

关键词

(1)发热、犬吠样咳嗽、声音嘶哑、吸气性喉鸣音和三凹征。白天症状轻，入睡后症状加重。

(2)喉梗阻分度：

- Ⅰ度：活动后出现吸气性喉鸣音
- Ⅱ度：安静时有喉鸣音
- Ⅲ度：呼吸困难、惊恐
- Ⅳ度：昏睡状态

关键词

3. 三凹征：胸骨上窝、锁骨上窝、肋间隙在吸气时明显凹陷。

三、治疗

(1)保持呼吸道通畅：肾上腺皮质激素雾化吸入。

(2)必要时给予吸氧；烦躁不安者可用异丙嗪，除镇静外还可以减轻喉头水肿。

秒杀技

第三节　急性支气管炎

一、病因

急性支气管炎的最常见病因是病毒感染。

二、临床表现

关键词

- 以咳嗽为主，初为干咳后有痰
- 肺部听诊可闻及散在干、湿啰音
- 婴幼儿哮喘性支气管炎、喘息为突出症状

三、检查

(1)X线：无异常改变，肺纹理增粗。

(2)血常规：病毒感染者白细胞(WBC)计数正常，淋巴细胞数量相对轻度增加；细菌感染者的白细胞总数增加和中性粒细胞比例升高

四、治疗

- 一般不使用镇咳剂：可待因
- 不使用镇静药：吗啡、地西泮

- 体温超过 38.5 ℃时应进行物理降温

第四节　肺　　炎

一、概述（分类）

必考点

1. 病理形态

关键词

- 大叶性肺炎：肺炎链球菌
- 小叶性肺炎：金黄色葡萄球菌
- 间质性肺炎：腺病毒、呼吸道合胞病毒、肺炎支原体

2. 病原体

- 细菌性肺炎
- 病毒性肺炎
- 真菌性肺炎
- 理化因素所致的肺炎
- 非典型病原体引起的肺炎

3. 场所

关键词

- 社区获得性肺炎：肺炎链球菌、肺炎支原体、肺炎衣原体等为主要病原菌
- 医院获得性肺炎：常见病原菌为革兰氏阴性杆菌，包括铜绿假单胞菌、克雷伯杆菌、大肠埃希菌等

必考点

二、肺炎球菌肺炎（大叶性肺炎）

(1)表现：青壮年男性受凉、淋雨、劳累＋寒战、高热＋铁锈色样痰＋语颤增强＋患侧胸痛。

(2)病理：荚膜、纤维素性肺炎。

(3)X线检查：肺大叶实变影，痰培养 24～48 h 可确定病原体。

必考点

(4)治疗：青霉素G（抗生素疗程一般为5～7d，或热退后 3 d 停药，或由静脉用药改为口服并再

小贴士

在肺炎治疗过程中，呼吸困难和中毒症状突然加重，体温退而复升或持续不退，考虑脓胸、脓气胸

小贴士 1

休克型肺炎首要的治疗措施为补充血容量

小贴士 2

与轻症肺炎相比，重症肺炎常有循环、神经和消化系统受累的表现

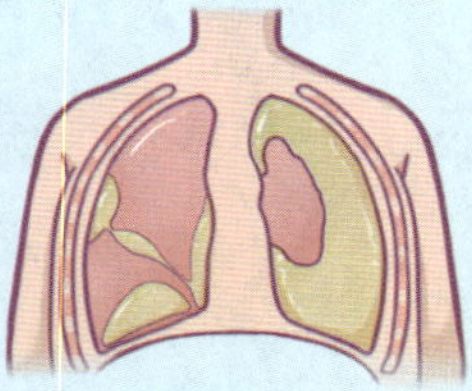

脓胸

巧记口诀

红军大大支援

维持数日）。

(5) 病理改变：充血期、红色肝变期、灰色肝变期、消散期。

(6) 热型：稽留热。

(7) 并发症：休克型肺炎（血压为 90/60 mmHg）。

三、金黄色葡萄球菌肺炎

(1) 诊断：慢性消耗性疾病患者，长期应用激素、抗生素、免疫抑制剂等药物的人群咳嗽 + 脓血痰。关键词

(2) 病理：金黄色葡萄球菌→毒素和酶→肺炎、组织坏死并形成单个或多个肺脓肿。

(3) X 线检查：肺叶改变 + 空洞。关键词

(4) 并发症：气胸、脓胸、肺大疱。

(5) 治疗：首选耐青霉素酶的半合成青霉素或头孢菌素。

四、支原体肺炎

(1) 表现：婴幼儿 + 刺激性干咳 + 无痰。

(2) X 线检查：多种形态的浸润影，以肺下野多见。

(3) 治疗：大环内酯（罗红霉素 + 阿奇霉素）。

五、腺病毒肺炎

(1) 表现：起病急，全身症状明显 + 频繁咳嗽、呼吸困难 + 并发心力衰竭。

(2) X 线检查：大小不等的片状阴影（云雾状阴影）。

(3) 并发症：肺气肿。

六、呼吸道合胞病毒肺炎

(1) 好发于 1 岁以下，尤其是 6 个月以下。

(2) 表现：6个月以下小儿 + 憋喘 + X线检查（小点片状阴影），部分患儿有不同程度的肺气肿。

(3) 氧疗：

- 鼻导管：0.5 ~ 1 L/min
- 面罩吸氧：2 ~ 4 L/min
- 若有呼衰：机械性通气

第五节　支气管扩张患者的护理

一、病因

★必考点

支气管扩张的最常见病因：婴幼儿支气管→肺组织感染（百日咳、麻疹、支气管肺炎）。

二、表现

表现
- 关键词 慢性咳嗽、大量脓痰
  - 痰量
    - 轻度：<10 mL/d
    - 中度：10 ~ 150 mL/d
    - 重度：>150 mL/d
  - ★必考点 痰液分层
    - 上层：泡沫
    - 中层：浑浊黏液
    - 下层：脓性成分
    - 最下层：坏死组织
- 反复咯血（干性支气管扩张是唯一症状）
  - 少量：<100 mL/d 秒杀技
  - 中量：100 ~ 500 mL/d
  - 大量：>500 mL/d 或单次咯血量 >100 mL
- 长期缺氧：杵状指/趾

三、检查

- X线检查：双轨征、卷发样阴影
- 关键词 高分辨率CT：支气管扩张的主要诊断方法
- 确诊出血部位：支气管动脉造影

四、治疗

(1) 治疗原则：控制感染，保持引流，必要时手术治疗。

小贴士1

支气管扩张最主要的护理问题：清理呼吸道无效，有窒息的危险

小贴士2

- 垂体后叶素禁忌证：冠心病、高血压、妊娠者
- 大量咯血时取患侧卧位，一旦窒息，立即取头低脚高45°俯卧位，头偏向一侧

小贴士

• 铁锈色痰→肺炎链球菌肺炎

• 砖红色胶冻样痰→肺炎克雷伯杆菌

• 黄脓痰→金黄色葡萄球菌

• 粉红色泡沫痰→急性肺水肿（急性左心衰竭）

• 脓臭痰→肺脓肿

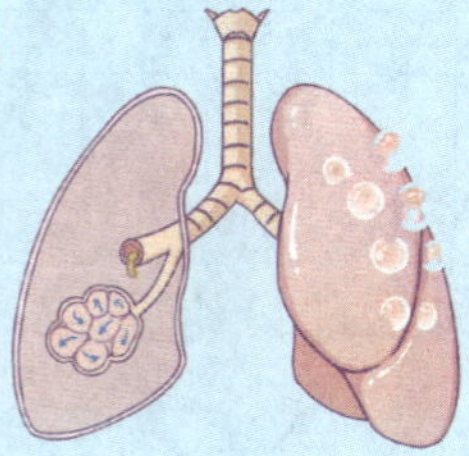

COPD

(2) 咯血：垂体后叶素→介入手术→肺段切除术。

五、护理

(1) 体位引流：

关键词

• 时间：餐前或餐后 1 ~ 2 h，每次 15 ~ 20 min，每天 1 ~ 3 次，早晨清醒后效果最佳

• 体位：取决于分泌物潴留的部位和患者的耐受程度，原则上抬高病灶部位的位置，使引流支气管开口向下 关键词

• 禁忌人群：老年体弱、心力衰竭、高血压患者

• 引流中出现：心律 > 120 次/min，咯血、发绀、头晕、出汗、疲劳、心律失常、高血压、低血压，立即停止引流并通知医生

关键词

(2) 大咯血患者：绝对卧床休息，禁食；少量咯血患者：静卧休息，少量温凉饮食，每日饮水量 > 1 500 mL。

第六节　慢性阻塞性肺疾病（COPD）

一、病因

(1) 最重要的发病因素：吸烟。☆必考点

(2) 感染：COPD 发生、发展的重要因素，链球菌、流感嗜血杆菌、病毒、支原体。

二、机制

• 慢性炎症反应

• 呼气性呼吸困难

• 蛋白酶 - 抗蛋白酶失衡

• 诱因：上呼吸道感染

三、表现

(1) 症状：反复咳嗽、咳痰（数年或数十年）+吸烟史+白色黏痰。

(2) 体征：

- 视诊：桶状胸 关键词
- 触诊：语音共振、语颤减弱
- 叩诊："过清音"（关键词），心浊音界缩小，肝上界下移
- 听诊：支气管呼吸音减弱

四、检查

(1) X线检查：早期无异常，晚期肺纹理增粗。

(2) $FEV_1/FVC < 70\%$=COPD（肺功能检查）。

五、治疗

(1) 稳定期：

- 指导患者戒烟
- 预防、减轻症状（沙丁胺醇、氨茶碱）
- 长期家庭氧疗 关键词

(2) 急性发作期：

- 控制感染、确定病因
- 支气管扩张剂
- 低流量吸氧
- 控制炎症：糖皮质激素 关键词

六、护理

长期家庭氧疗

- 低浓度、低流量持续给氧，1～2 L/min
- 氧疗时间：> 15 h/d
- 缩唇呼气：提高支气管内压，防止呼气时小气道过早陷闭。①用鼻吸气，呈鱼嘴样呼气；②深吸慢呼；③吸气与呼气时间比为1：2～1：3
- 腹式呼吸：吸气时腹肌放松，腹部鼓起；呼气时腹肌收缩，腹部下陷

小贴士 1

- 第1秒用力呼气容积（简称一秒量）：FEV_1
- 用力肺活量：FVC

小贴士 2

COPD、慢性肺心病、II型呼吸衰竭患者均选择低浓度、低流量（1～2 L/min）持续给氧

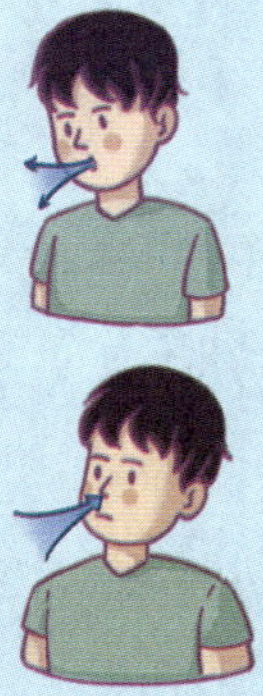

缩唇呼吸

七、并发症

- 肺性脑病
- 肺源性心脏病
- 自发性气胸，表现为胸痛 + 呼吸困难（最常见）
- Ⅱ型呼吸衰竭

第七节 支气管哮喘

一、本质

秒杀技

(1) COPD（不可逆）：器质性病变，结构破坏，咳嗽、咳痰数十年。

(2) 哮喘（可逆）：功能性病变，反复喘息。

二、病因

导致支气管哮喘的病因为遗传因素。

(1) 过敏原接触：花粉、动物毛屑、冷空气。

(2) 机制： 关键词

- 本质：免疫介导的气道炎症反应
- 炎症反应→多种细胞→嗜酸性细胞→IgE 抗体→Ⅰ型超敏反应

小贴士 1

支气管哮喘特征：气道高反应性

三、临床表现

(1) 反复发作喘息，呼气性呼吸困难。

秒杀技 (2) 夜间、凌晨加重（迷走神经兴奋）。

(3) 本病最主要的特点：可自行缓解。

(4) 体征：双肺闻及广泛哮鸣音（呼气时间相对延长）。必考点

(5) “沉默肺”：提示病情加重。

(6) 分期：

- 轻度：PaO_2 正常，$PaCO_2$ < 45 mmHg
- 中度：PaO_2 60 ~ 80 mmHg，$PaCO_2 \leq$ 45 mmHg
- 重度：PaO_2 < 60 mmHg，$PaCO_2$ > 45 mmHg

小贴士 2

- 动脉血氧分压：PaO_2
- 动脉血二氧化碳分压：$PaCO_2$

- PaO_2 正常值：80 ~ 100 mmHg
- $PaCO_2$ 正常值：35 ~ 45 mmHg

四、检查

关键词

- 嗜酸性粒细胞↑↑
- $FEV_1/FVC < 70\%$，判断气流受限 IgE↑↑
- 早期：呼吸性碱中毒（呼碱）
- 晚期：呼吸性酸中毒（呼酸）

五、治疗 必考点

关键词

- 治疗支气管哮喘首选：糖皮质激素
- 控制哮喘症状（哮喘发作）首选：β_2受体激动剂→沙丁胺醇
- 氨茶碱：心源性哮喘和重症哮喘
- 白三烯调节剂：运动型哮喘
- 色甘酸钠：预防哮喘

巧记口诀

预防色酸

六、护理

- 避免与花粉、皮毛、羽绒、蚕丝织物等过敏原接触 关键词
- 饮食：避免鱼、虾、蟹、蛋类和牛奶等食物
- 用药：先用支气管扩张剂，再用激素类气雾剂
- 重症哮喘：吸氧浓度为 1 ~ 3 L/min，吸入氧浓度一般不超过40%
- 鼓励患者多饮水，每日饮水 2 500 ~ 3 000 mL

第八节　慢性肺源性心脏病

一、病因

关键词 COPD 为慢性肺源性心脏病最常见的原因。

二、发病机制

肺动脉高压是慢性肺源性心脏病发病的重要环节，缺氧是形成肺动脉高压的最重要因素。

三、临床表现

(1) 肺、心功能代偿期：

- P2 > A2，肺动脉高压
- 剑突下明显搏动（右心肥厚）
- 颈静脉充盈

(2) 肺、心功能失代偿期：

- 最主要表现：呼吸衰竭 关键词
- 右心衰竭体循环淤血体征：颈静脉怒张、下肢水肿、肝颈静脉回流征阳性

(3) 并发症：肺性脑病、电解质及酸碱平衡紊乱、心律失常、休克、消化道出血和弥散性血管内凝血等。

四、辅助检查

- X 线检查：肺动脉高压，右心室肥大
- 心电图：高尖 P 波 关键词

五、治疗

抗感染治疗→无效→利尿剂→无效→强心剂（常规剂量的 1/2 或 2/3）。

六、护理

(1) 代偿期可适当运动，失代偿期绝对卧床休息（半卧位或坐位）。

小贴士 1

慢性肺源性心脏病死亡的首要原因为肺性脑病

小贴士 2

治肺为主，治心为辅；缓慢利尿，慎重强心

(2) 给氧：低浓度、低氧流量，浓度为 25%～29%，流量为 1～2 L/min。　关键词

第九节　血　气　胸

一、气胸

1. 病理

- 闭合性：伤侧肺部分萎缩
- 开放性：纵隔扑动关键词
- 张力性：患侧胸膜腔内压力进行性增高，出现呼吸、循环衰竭

2. 表现

- 闭合性：肺萎缩< 30%，无明显症状
- 开放性：吸吮样“嘶嘶”声，皮下有捻发音（急性蜂窝织炎）☆必考点
- 张力性：皮下气肿、极度呼吸困难

3. 检查

X 线检查。

4. 治疗　秒杀技

- 闭合性：小量气胸→无须处理；中量或大量气胸→胸腔闭式引流
- 开放性：紧急封闭伤口，变开放性气胸为闭合性　关键词
- 张力性：迅速胸腔穿刺，排气减压（排气在锁骨中线第 2 肋间）

5. 护理

护理 — 对于剧烈咳嗽的患者，应给予镇咳剂，避免屏气

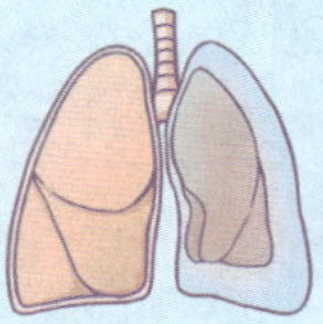
气胸

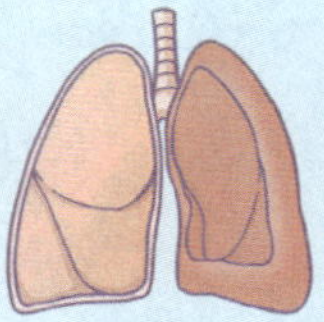
血胸

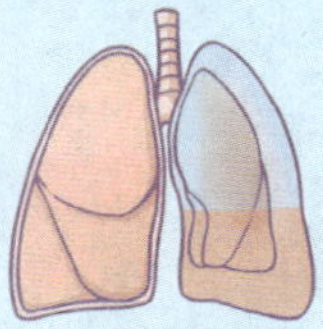
血气胸

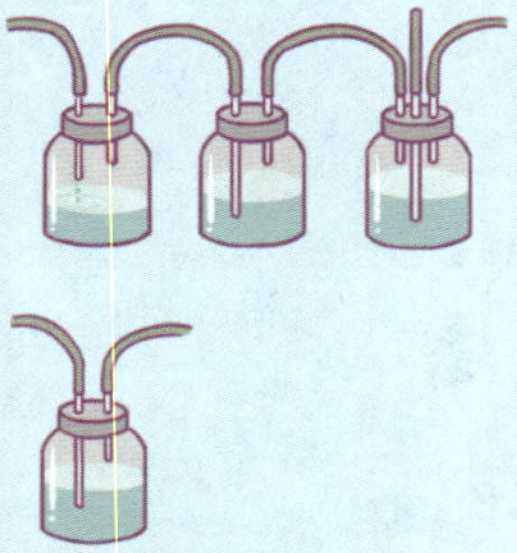

胸腔闭式引流

小贴士

- 长管应在水面下 3～4 cm
- 水封瓶置于患者胸部水平下 60～100 cm

必考点

- 护理 — 胸腔闭式引流护理
  - 目的：排除胸腔内液体、气体，恢复和保持胸腔内负压，维持纵隔正常位置
  - 引流管安置
    - 引流气体时，锁骨中线第 2 肋间
    - 引流液体时，腋中线与腋后线之间的第 6～7 肋间
  - 更换引流瓶或搬动患者时，双钳夹闭引流管（关键词）
  - 体位：半坐卧位
  - 水柱波动正常范围：4～6 cm
  - 若水柱不波动，提示肺已复张或引流管堵塞
  - 若引流管脱出，立即用手捏闭胸壁伤口
  - 拔管指征：引流 48～72 h 后，引流瓶中无气体溢出或引流液颜色变浅，24 h 引流量小于 50 mL，脓液小于 10 mL，X 线检查显示肺复张良好无漏气，无呼吸困难（秒杀技）
  - 拔管方法：深吸一口气，在呼气末屏气，迅速拔管
  - 气胸 1 个月内不宜参加剧烈运动，术后 3 个月复查

二、血胸

- 小量：< 0.5 L；中量：0.5～1 L；大量：> 1 L
- 进行性血胸：每小时引流量大于 200 mL，连续 3 h
- 确诊：抽出血性液体（秒杀技）

第十节　呼吸衰竭

项目	Ⅰ型呼吸衰竭	Ⅱ型呼吸衰竭
必考点 定义	关键词 $PaO_2 < 60$ mmHg	$PaO_2 < 60$ mmHg $PaCO_2 > 50$ mmHg
机制	换气功能障碍	肺泡通气不足
病因	严重感染，急性呼吸窘迫综合征（ARDS）	COPD
诊断与检查	血气分析	血气分析
治疗	较高浓度（氧浓度大于35%）	持续低浓度、低流量吸氧

第十一节　急性呼吸窘迫综合征

一、病因

- 肺内原因：重症肺炎
- 肺外原因：急性胰腺炎、严重创伤、溺水

二、机制

肺泡内大量液体渗出形成透明膜和肺不张，顽固低氧血症（肺内动静脉分流）。秒杀技

三、表现　必考点

呼吸急促、口唇及指（趾）端发绀、顽固低氧血症＋氧疗无效。

四、检查

氧合指数的正常值为400～500 mmHg，氧合指数≤300 mmHg即可确诊。关键词

五、治疗

- 高浓度吸氧：6～8 L/min（氧浓度＞50%）
- 最有效的治疗：机械通气、呼气末正压通气（PEEP）

小贴士1

呼吸衰竭最早出现的症状：呼吸困难

小贴士2

急性呼吸窘迫综合征的主要临床表现：进行性加重的呼吸困难

小贴士3

- 吸入氧的分数值：FiO_2
- 氧合指数：PaO_2/FiO_2

第五章 传染病患者的护理

第一节 传染病概述

一、传染病流行过程的3个基本条件

关键词

传染源、传播途径和人群易感性。

二、传染病的病程发展阶段

- 潜伏期：是确定传染病检疫期、隔离期的重要依据，潜伏期一般为1～3 d
- 前驱期
- 症状明显期：传染性较强并且易出现并发症
- 恢复期

三、预防措施

预防接种或计划免疫是预防传染病的最有效措施。

第二节 流行性感冒

一、流行病学特点

- 大流行主要由甲型流感病毒引起
- 传染源：患者和隐性感染者，发病3 d内传染性最强
- 传播途径：主要经呼吸道、空气飞沫传播
- 易感人群：普遍易感，可反复发病

二、临床表现

- 单纯型流感：突然起病，畏寒高热，体温可达到39～40 ℃，常有咽喉痛、干咳，可有鼻塞、流涕
- 肺炎型流感：高热持续不退，剧烈咳嗽、咳痰
- 中毒型流感：高热、休克、呼吸衰竭、弥散性血管内凝血（DIC），病死率高

- 胃肠型流感：呕吐、腹痛、腹泻为显著特点

三、辅助检查

病毒分离是确定诊断的重要依据。

四、治疗

- 隔离：对疑似和确诊患者进行呼吸道隔离、隔离患者 1 周或至主要症状消失
- 抗病毒治疗：应在发病 48 h 内使用，常用奥司他韦、扎那米韦、金刚烷胺

第三节 麻疹

一、流行病学特点

必考点 关键词

- 传染源：麻疹患者是唯一传染源。出疹前 5 d 至出疹后 5 d 均有传染性
- 传播途径：呼吸道飞沫传播
- 易感人群：普遍易感，病后能获得持久免疫
- 流行特点：以冬季、春季为主

二、临床表现

- 潜伏期：一般为 6 ~ 18 d，平均为 10 d
- 前驱期：从发热到出疹，一般为 3 ~ 4 d。麻疹黏膜斑具有早期诊断价值
  秒杀技
- 出疹期：发热后 3 ~ 4 d 出疹，初见于耳后、发际，渐至面部、颈部、躯干、四肢及手心足底，为充血性斑丘疹，疹间皮肤正常 关键词
- 恢复期：麦麸样脱屑及色素沉着，7 ~ 10 d 消退
- 常见并发症：支气管肺炎（最常见，是死亡的主要原因）、喉炎、心肌炎、麻疹脑炎等
  必考点

小贴士

- 麻疹：压之褪色，疹间皮肤正常
- 猩红热：压之褪色，触之有砂纸感，疹间无正常皮肤
- 紫癜：压之不褪色

小贴士

出疹性传染病鉴别主要看发热与出疹的时间、皮疹的特点

三、辅助检查

出疹后 1～2 d 从血中检出 IgM 抗体。

四、治疗

加强护理、对症治疗、预防感染。

五、护理

- 麻疹患儿高热时，不宜用药物或物理方法强行降温，尤其禁用乙醇擦浴、冷敷，若体温超过 40 ℃可用退热剂 关键词
- 勤剪指甲
- 预防感染的传播
  - 隔离患儿：隔离至出疹后 5 d，对有并发症者延至出疹后 10 d，对有接触史的易感儿隔离观察 21 d 秒杀技
  - 切断传播途径
  - 保护易感人群：8 个月大时接种麻疹疫苗

第四节 水痘

一、病因

水痘是由水痘-带状疱疹病毒引起的急性传染病。

二、流行病学特点 ☆必考点 关键词

- 传染源：水痘患者是唯一传染源。出疹前 1～2 d 至疱疹结痂为止均有传染性
- 传播途径：经飞沫或直接接触传播
- 易感人群：主要见于 2～6 岁儿童
- 流行特点：冬季、春季高发

三、临床表现

- 常在起病当天或次日出现皮疹
- 皮疹分批出现，斑疹、丘疹、疱疹和结痂同时存在 秒杀技

关键词

- 特点：呈向心性分布，躯干最多，其次是头面部，四肢少
- 性质：自限性疾病，一般 10 d 左右自愈 关键词
- 并发症：水痘肺炎、脑炎

四、治疗原则：秒杀技

阿普洛韦为首选药，在发病后 24 h 内应用有助于病情恢复。

五、护理措施

- 维持皮肤完整：剪短指甲，勿用手抓伤皮肤，用炉甘石洗剂涂擦
- 降低体温：可进行物理降温，忌用阿司匹林，以免增加患 Reye 综合征的危险 必考点
- 无并发症的患儿多在家接受隔离治疗，隔离至疱疹全部结痂
- 对有接触史易感儿隔离观察 3 周 秒杀技

小贴士 1

水痘病变仅限于表皮棘状细胞层，愈后不留瘢痕

小贴士 2

Reye 综合征：瑞氏综合征

小贴士 3

- 首选：阿普洛韦
- 禁忌：阿司匹林
- 不宜：激素（导致病毒传播）

第五节　流行性腮腺炎

一、流行病学特点

- 传染源：患者及隐性感染者。自腮腺肿大前 7 d 至消肿后 2 周均具有传染性
- 传播途径：飞沫传播
- 易感人群：好发于 1 ~ 15 岁的儿童及青少年
- 流行特点：以冬季、春季为主

二、临床表现

- 典型病例以腮腺炎为主要表现。潜伏期为 8 ~ 30 d，平均为 18 d。腮腺肿大常是疾病的首发体征，肿大以耳垂为中心 关键词
- 侵入其他系统：造成脑膜脑炎、睾丸炎、急性胰腺炎等

三、治疗原则

自限性疾病，无特殊疗法。

四、护理措施

- 局部冷敷可减轻炎症充血和疼痛症状，忌酸、辣、硬而干燥的食物
- 针对出现的睾丸炎可用丁字带托起阴囊消肿或进行局部间歇冷敷以减轻疼痛（关键词）
- 无并发症的患儿在家中进行呼吸道隔离，隔离至腮腺肿大完全消退后5d
- 对有接触史的易感儿应观察3周

第六节 病毒性肝炎

一、流行病学特点

- 传染源：急、慢性患者，病毒携带者
- 传播途径
  - 甲型肝炎、戊型肝炎：粪-口传播（秒杀技）
  - 乙型肝炎、丙型肝炎、丁型肝炎：血液传播（母婴传播为乙型肝炎的重要传播途径）
- 免疫力：感染乙肝后可产生免疫力

二、临床表现

1. 急性黄疸型肝炎

- 黄疸前期：食欲减退、厌油、恶心、呕吐
- 黄疸期：持续2～6周，尿色加深如浓茶样，巩膜和皮肤黄染，肝大，部分患者轻度脾大
- 恢复期：平均持续4周，各种症状逐渐消失

2. 急性无黄疸型肝炎

主要临床表现为消化道症状。

3. 重型肝炎

- 主要临床表现为肝衰竭
- 黄疸迅速加深，血清胆红素高于 171 μmol/L 或每天上升 17.1 μmol/L
- 肝脏进行性缩小，出现肝臭
- 精神行为异常

三、辅助检查

1. 血清检查

关键词

(1) 丙氨酸转氨酶（ALT）是判断肝细胞损害的重要指标。

(2) 凝血酶原活动度（PTA）检查可用于重型肝炎临床诊断及预后判断。

2. 肝炎病原学检查

(1) 血清抗 HAV-IgM：出现早，是检测近期是否被甲型肝炎病毒（HAV）感染的指标，也是确诊甲型肝炎最主要的标记物。

(2) 乙型肝炎：

标记物（中文）	标记物（英文）	单项阳性的含义
表面抗原	HBsAg	阳性提示感染了乙型肝炎病毒（HBV）
表面抗体	HBsAb（抗 -HBs）	对乙型肝炎病毒具有保护性免疫作用或接种了乙肝疫苗
e 抗原	HBeAg	阳性提示传染性强
e 抗体	HBeAb（抗 -HBe）	阳性提示传染性弱
核心抗体	HBcAb（抗 -HBc）	阳性提示既往感染过乙型肝炎病毒

注意：乙型肝炎病毒脱氧核糖核酸是反映乙型肝炎病毒感染最直接、最特异、最灵敏的指标。关键词

小贴士

轻型肝炎与重型肝炎的主要区别是：轻型肝炎主要是消化系统的症状，而重型肝炎除了有消化系统的症状，还有肝性脑病及神经系统症状

小贴士 1

母亲 HBsAg 阳性者，新生儿出生后立即注射高效价特异性乙型肝炎免疫球蛋白（HBIG）+乙肝疫苗

小贴士 2

艾滋病急性期为血清学转换期（窗口期），可检出人类免疫缺陷病毒（HIV）RNA 及 p24 抗原，但抗 HIV 阴性

四、护理措施

1. 隔离

（1）甲型肝炎、戊型肝炎患者做好消化道隔离；对乙型肝炎、丙型肝炎和丁型肝炎患者进行血液-体液隔离。

关键词

（2）对排泄物要使用 5% 含氯消毒剂消毒后再倾倒。

（3）一旦出现针刺伤，要挤出伤口的血，并用流动水冲，边挤边冲，根据自身情况选择是否注射高效价的乙型肝炎免疫球蛋白。

2. 饮食护理

- 肝炎急性期：宜进食清淡、易消化、富含维生素的食物
- 黄疸消退期：补充蛋白质，以优质蛋白为主，如牛奶、瘦肉
- 肝炎后肝硬化、重型肝炎：可适当进食如米粥、面条等易消化的高热量食物，保证维生素的摄入

第七节 艾滋病

一、流行病学特点

- 传染源：患者和 HIV 无症状携带者
- 传播途径：性传播（主要传播途径）、血液传播、母婴传播

  关键词
- 易感人群：男同性恋者、多个性伴侣者、血液制品使用者

二、临床表现

- 急性期：通常发生在初次感染 HIV 的 2 ~ 4 周，临床表现以发热最常见
- 无症状期
- 艾滋病期：HIV 相关症状，各种机会性感染及肿瘤

三、辅助检查

(1)HIV-1/HIV-2 抗体检查是 HIV 检测的金标准。

(2)T 淋巴细胞绝对值下降，CD_4^+T 淋巴细胞计数下降，CD_4^+/CD_8^+ 比值 < 1.0。此检查有助于判断治疗效果及预后。

四、治疗原则

抗病毒治疗最关键（齐多夫定是治疗艾滋病的首选药）。关键词

五、护理措施

- 隔离：在艾滋病期执行血液 - 体液隔离的同时，实施保护性隔离
- 心理护理：避免歧视
- 健康指导：易感染 HIV 的育龄妇女应避免妊娠、生育，防止母婴传播；感染 HIV 的哺乳期妇女应人工喂养婴儿；患者应使用安全套进行性行为；应用含氯消毒剂或漂白粉进行血液、排泄物和分泌物的消毒

第八节 流行性乙型脑炎

一、流行病学特点

- 传染源：猪（主要传染源）必考点
- 传播途径：蚊虫叮咬
- 易感人群：流行区的小儿，多为10岁以下小儿
- 病变性质为实质性炎症，广泛累及脑实质，以大脑皮质、脑干及基底核病变最为明显
- 夏季、秋季（7—9月）流行

二、临床表现（5期4型）

分期	潜伏期：一般为10～14d
	前驱期：体温在1～2d内高达39～40℃，伴头痛、恶心、呕吐
	极期：高热、惊厥、呼吸衰竭（致死的主要原因）必考点
	恢复期：一般2周左右
	后遗症期：大于6个月尚未恢复者
分型	轻型：38～39℃
	中型：39～40℃
	重型：40～41℃
	极重型：41℃以上

三、辅助检查

特异性IgM抗体在病后3～4d即可出现，2周时数量达到高峰，有早期诊断价值。

四、治疗原则

处理好极期为治疗关键。

五、护理措施

- 降低体温：及时采取有效降温措施
- 保持呼吸道通畅
- 控制惊厥
- 密切观察患儿病情

第九节 猩 红 热

一、流行病学特点

秒杀技

- 致病菌：A组乙型溶血性链球菌 关键词
- 传染源：患者及带菌者，自发病前24 h至发病高峰时传染性最强
- 传播途径：空气飞沫传播
- 易感人群：人群普遍易感，3～7岁儿童发病率较高
- 流行特点：在四季皆可发病，以春季多见

二、临床表现

- 发热
- 咽峡炎
- 皮疹：多在发热后第2天出现；始于耳后、颈部及上胸部；为充血性皮疹，压之褪色，疹间无正常皮肤；有“口周苍白圈”“杨梅舌”“帕氏线”“糖皮样脱屑”，无色素沉着 关键词
- 并发症：常见为变态反应性疾病，主要有急性肾小球肾炎、风湿病等

秒杀技

三、辅助检查

白细胞总数增加，中性粒细胞百分比在80%以上。

巧记口诀

大猩猩拿着白手帕，里面包着杨梅

四、治疗原则

首选青霉素G。秒杀技

五、护理措施

- 发热护理：忌用冷水或乙醇拭浴
- 皮肤护理：脱皮时可涂凡士林或液状石蜡，有大片脱皮时禁用手撕，应用消毒剪刀剪去
- 密切观察尿量、尿色变化，警惕急性肾炎的发生
- 预防感染：隔离至症状消失后1周，咽拭子培养连续3次呈阴性；对密切接触者应观察7d

第十节　中毒性菌痢

一、流行病学特点

- 致病菌：志贺菌属
- 传染源：患者和带菌者
- 传播途径：消化道（粪-口途径）传播 关键词
- 易感人群：多见于平素体格健壮、营养状况好的小儿
- 好发季节：夏季、秋季

二、临床表现

分型	临床表现
休克型（周围循环衰竭型）	感染性休克为主要临床表现
脑型（呼吸衰竭型）	以颅内压增高、脑水肿、脑疝和呼吸衰竭为主，病死率高
肺型	呼吸窘迫综合征
混合型	同时或先后出现以上2型或3型表现

三、辅助检查

必考点

- 便常规：黏液脓血便，镜检可见大量脓细胞、红细胞及巨噬细胞
- 便培养：找到痢疾杆菌是确诊的最直接证据。应尽早送检新鲜标本，选取黏液部分多次送检

关键词

四、治疗原则

通常选用对痢疾杆菌敏感的阿米卡星、头孢噻肟钠、头孢曲松钠等。对患儿采取肠道隔离至临床症状消失后1周或连续3次便培养呈阴性为止。

第十一节　流行性脑脊髓膜炎

一、流行病学特点

- 致病菌：脑膜炎奈瑟菌（脑膜炎球菌）
- 传染源：患者和带菌者（主要传染源），从潜伏期末开始至发病10 d内具有传染性
- 传播途径：飞沫传播
- 易感人群：6个月到2岁的婴幼儿发病率最高。全年均可发病，以冬、春季节为主

二、临床表现

分型	症状　关键词
普通型	上呼吸道感染期（前驱期）：传染性最强
	败血症期：先为玫瑰疹，迅速发展为瘀点、瘀斑（本病特征性表现）
	脑膜炎期：脑膜刺激征阳性
	恢复期：1～3周可痊愈

分型	症状
暴发型	休克型：周围循环衰竭
	脑膜炎型：脑实质损害的临床表现明显
	混合型：以上两种临床表现同时出现
轻型	轻度头痛或呕吐
慢性败血症型	间歇发热、皮疹、关节疼痛

三、辅助检查

细胞学检查：在脑脊液涂片或皮肤瘀点涂片中找到致病菌，脑脊液、血培养致病菌阳性。

四、治疗

青霉素。关键词

五、护理措施

- 保持有效循环灌注
- 高热护理：遵医嘱进行物理降温或药物降温
- 保持皮肤完整：剪短指甲，避免抓伤
- 防止感染传播：进行呼吸道隔离至症状消失后3d，不少于发病后7d；对密切接触者医学观察7d

第十二节 结核病

一、肺结核

1. 流行病学特点 关键词

- 致病菌：结核分枝杆菌
- 传染源：排菌的开放性肺结核患者（重要传染源） ☆必考点
- 传播途径：呼吸道传播

2. 临床表现

午后低热（低于 38 ℃）、盗汗、乏力、食欲减退、体重下降等；肩胛间区可闻及湿啰音。

3. 辅助检查

秒杀技

(1) 痰结核菌检查是确诊肺结核最特异的方法。

(2) 胸部 X 线检查是早期诊断肺结核的主要方法。

必考点

(3) 结核菌素试验(PPD)：注射于左前臂屈侧中、下 1/3 交界处，注射后 48 ~ 72 h 测量皮肤硬结的直径。

- 阴性 < 5 mm、弱阳性 5 ~ 9 mm、阳性 10 ~ 19 mm、强阳性 ≥ 20 mm 或不足 20 mm 出现水疱、坏死
- 阳性仅表示曾有结核感染，并不一定患病
- 3 岁以下强阳性反应者，视为有新近感染的活动性结核病，应给予治疗

4. 治疗原则

关键词

- 化疗原则：早期、联合、规律、适当、全程用药
- 杀菌药：异烟肼、链霉素、利福平、吡嗪酰胺
- 抑菌药：对氨基水杨酸、乙胺丁醇、氨硫脲、卡那霉素
- 咯血治疗：采取患侧卧位休息，咯血窒息是致死的原因之一（关键词）
- 胸腔穿刺抽液：一般每次抽液量不超过 1 L

5. 护理措施

- 饮食：食用高热量、富含维生素、高蛋白的食物；大咯血者暂时禁食，小量咯血者宜进食温凉流质

巧记口诀 1

早恋适当规劝

巧记口诀 2

不良反应口诀：

1 周以后练听力，利肝安胃肠

关键词

- 接种卡介苗可产生特异性免疫力
- 一旦出现窒息，应立即置患者于头低足高位或俯卧位，轻拍背部以利血块排出
- 严禁随地吐痰，将痰吐在纸上后用火将其焚烧

☆必考点

二、结核性脑膜炎

结核性脑膜炎是最严重的小儿结核，多见于3岁以内的婴幼儿。

1. 临床表现

- 早期（前驱期）：性情改变
- 中期（脑膜刺激期）：脑膜刺激征
- 晚期（昏迷期）：逐渐加重，甚至昏迷

2. 辅助检查

关键词

- 脑脊液：外观透明或呈毛玻璃状，白细胞计数增加，蛋白质含量升高，糖和氯化物均降低
- 确诊：在脑脊液中找到分枝杆菌
- 结核菌素试验

三、骨与关节结核、肠结核

关键词

骨与关节结核、肠结核常继发于肺结核。

1. 发病特征

(1) 骨与关节结核好发于儿童和青壮年。

(2) 肠结核一般见于中青年，主要位于回盲部。

2. 临床表现

(1) 骨与关节结核：疼痛、关节肿胀、功能障碍和畸形。

(2) 肠结核：多发生于右下腹或脐周，大便习惯改变。

3. 治疗

全身抗结核治疗是治疗的关键。

第六章 皮肤及皮下组织疾病患者的护理

第一节 皮肤及皮下组织化脓性感染

一、疖

★必考点

- 致病菌：金黄色葡萄球菌
- 表现：面部“危险三角区”的疖受到挤压时，可引起化脓性海绵状静脉窦炎，出现红、肿、热、痛 关键词
- 治疗原则：以局部治疗为主，用2%碘伏外敷。已形成脓肿时，应及时切开引流

二、痈

★必考点

- 致病菌：金黄色葡萄球菌
- 表现：好发于较厚的颈、背部，暗红色，周围红肿，全身化脓性感染
- 血常规检查：白细胞及中性粒细胞数量明显增加
- 治疗原则：初期可局部涂2%碘伏，破溃流脓时应清除坏死组织

三、急性蜂窝织炎

★必考点

- 致病菌：溶血性链球菌
- 表现：与周围正常皮肤无明显分界，压痛明显。口底、颌下与颈部的急性蜂窝织炎，易导致喉头水肿或压迫气管，引起呼吸困难甚至窒息 关键词
- 治疗原则：脓肿形成时应切开引流；对口底、颌下蜂窝织炎应尽早切开减压，以防喉头水肿 秒杀技

小贴士

致病菌主要为金黄色葡萄球菌的疾病有：急性血源性骨髓炎、急性乳腺炎、疖、痈、手部感染、化脓性关节炎、新生儿脐炎、急性感染性心内膜炎

四、急性淋巴管炎和淋巴结炎

- 致病菌：溶血性链球菌、金黄色葡萄球菌
- 表现：网状淋巴管炎即丹毒，感染加重可导致全身脓毒血症，下肢丹毒反复发作可引起“象皮肿”，浅层急性淋巴管炎易在病灶表面形成一条或多条“红线”关键词
- 治疗原则：抗生素治疗，局部外敷（50%硫酸镁），形成脓肿时应切开引流
- 丹毒有接触传染性，应予以接触隔离

五、皮肤及皮下组织化脓性感染的护理

（1）应在患者寒战、高热时抽血做血培养。

（2）缓解疼痛：指高患肢并制动。秒杀技

第二节　手部急性化脓性感染

项目	甲沟炎	脓性指头炎
致病菌	金黄色葡萄球菌	金黄色葡萄球菌
表现	局部红、肿、热、痛，多无全身症状	受伤后指头红肿、剧痛，有搏动性跳痛关键词，如不及时治疗，会发生末节指骨坏死和骨髓炎
治疗	若有脓液，切开引流，若有甲下脓肿，应进行拔甲	疼痛剧烈，局部张力大，纵向切开患指面
并发症	手指骨髓炎	指骨缺血性坏死和骨髓炎

第七章 妊娠、分娩和产褥期疾病患者的护理

第一节 女性生殖系统解剖和生理

一、外生殖器

关键词

阴阜、大阴唇（血管丰富）、小阴唇（神经丰富）、阴蒂和阴道前庭。

二、内生殖器

1. 内生殖器及功能

（1）阴道：性交、经血排出及胎儿娩出的通道。后穹隆较深，是腹腔最低部分，阴道后穹隆穿刺是诊断某些疾病（异位妊娠）或实施手术的途径，阴道为复层鳞状上皮。

（2）子宫：

功能	产生月经的器官，分娩时提供主要产力
解剖结构	坐骨棘水平之上，呈前倾前屈位，容积为5 ml，质量为50～70 g，长为7～8 cm，宽为4～5 cm，厚为2～3 cm；子宫上端是解剖学内口，子宫下端是组织学内口；对于宫体与宫颈的比例，青春期前为1∶2，生育期为2∶1，绝经后为1∶1
组织结构	宫颈外口柱状上皮与鳞状上皮交界处是子宫颈癌的好发部位 关键词
子宫峡部	宫体与宫颈之间最狭窄的部分，非孕期长约1 cm，至妊娠晚期可逐渐拉伸至7～10 cm
子宫韧带	圆韧带使子宫前倾，阔韧带维持子宫在盆腔正中位置，主韧带防止子宫下垂，宫骶韧带将子宫向后向上牵引

巧记口诀

圆前阔中主下垂，
宫骶向后向上牵

(3) 输卵管：精子和卵子相遇结合成为受精卵的部位。

- 伞部：拾卵
- 壶腹部：受精部位 秒杀技
- 峡部：结扎部位
- 间质部

(4) 卵巢：产生卵子并排卵（生殖功能）和分泌性激素（内分泌功能）。

2. 内生殖器的邻近器官

尿道、膀胱、输尿管、直肠和阑尾。

三、骨盆

1. 构成

骨盆由骶骨、尾骨和左右两块髋骨构成。

2. 骨盆径线

- 入口前后径（真结合径）：平均值为 11 cm
- 入口横径：平均值为 13 cm
- 中骨盆前后径：平均值为 11.5 cm
- 中骨盆横径（坐骨棘间径）：平均值为 10 cm
- 出口横径（坐骨结节间径）：平均值为 9 cm
- 若前矢状径 + 后矢状径 > 15 cm，则可经阴道分娩

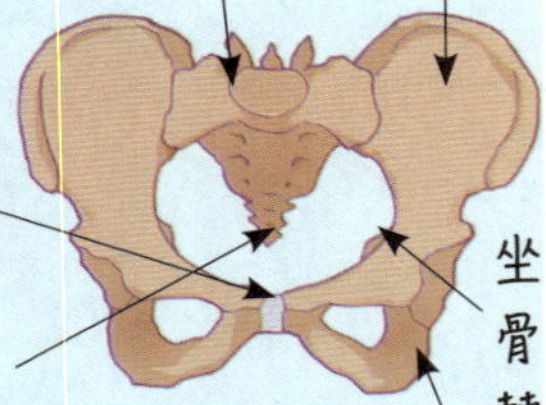

正常女性骨盆解剖

四、妇女各期生理特点

- 新生儿期：雌激素水平高→假月经、乳房肿大
- 青春期：月经初潮（13 ~ 14 岁）
- 性成熟期：生殖能力最旺盛
- 绝经过渡期：自然绝经一般发生在 44 ~ 54 岁

五、卵巢的周期性变化及内分泌功能 秒杀技

(1) 排卵：时间为下次月经来潮前的 14 d 左右。

(2) 卵巢分泌雌激素、孕激素和少量雄激素：

雌激素	孕激素
为怀孕准备	保胎
促进子宫平滑肌和内膜增生；提高子宫对缩宫素的敏感性；宫颈黏液分泌增多，变稀薄	降低子宫对缩宫素的敏感性，分泌期内膜，抑制宫颈内膜的黏液分泌
加强输卵管节律性收缩	减弱输卵管的收缩
促进阴道上皮增生和角化	使阴道上皮脱落加快
乳腺管增生，促进第二性征的发育	使乳腺腺泡和乳腺小叶增生
单相体温	双相体温
促进水钠潴留	促进水钠排泄

六、子宫内膜的周期性变化及月经周期的调节

增生期	分泌期	月经期
第 5 ~ 14 天	第 15 ~ 28 天	第 1 ~ 4 天
宫颈黏液出现羊齿状结晶	宫颈口呈椭圆形	月经量为 20 ~ 60 ml　关键词

第二节　妊　娠　期

一、妊娠生理

1. 受精着床

（1）受精发生在排卵后 12 h，受精部位在壶腹部。

（2）晚期囊胚侵入子宫内膜的过程，称为着床。

2. 胎儿附属物

关键词

胎儿附属物包括胎盘、胎膜、脐带、羊水。

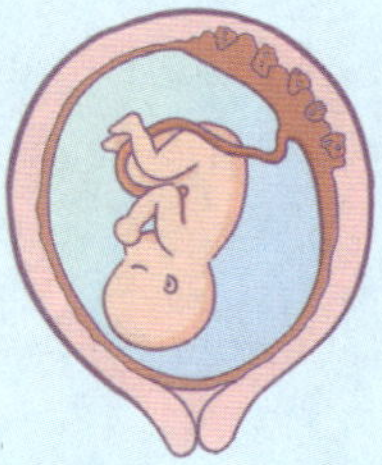

胎儿附属物

(1) 胎盘：

- 胎盘由羊膜、叶状绒毛膜和底蜕膜组成
- 作用：胎盘合成滋养细胞分泌人绒毛膜促性腺激素（hCG）
  - 孕10周hCG达高峰
  - hCG维持妊娠黄体寿命→孕激素
- 怀孕10周后孕激素来自胎盘
- 评价胎盘功能：产生雌三醇

(2) 脐带：1条脐静脉和2条脐动脉。

(3) 羊水：

- 来源：妊娠早期来自母体血清，妊娠中期后来自胎儿尿液
- 羊水量 秒杀技
  - 正常足月妊娠羊水量为800～1 000 ml
  - 羊水过多：＞2 000 ml
  - 羊水过少：＜300 ml
  - 一次放羊水量不超过1 500 ml

3. 胎儿发育

- 妊娠8周前称胚胎，从妊娠第9周起称为胎儿
- 8周末：初具人形，B超检查可见胎心搏动
- 16周末：从外生殖器可确定胎儿性别。部分孕妇自觉有胎动
- 28周末：此期出生者易患特发性呼吸窘迫综合征
- 36周末：生活力良好

二、妊娠母体生理变化

(1) 子宫峡部在非孕时长度约为1 cm，临产时其长度可达到7～10 cm。

(2) 循环血容量：必考点

- 在妊娠32～34周达到高峰；血浆量增加多于红细胞数量增加，出现妊娠生理性贫血
- 孕妇合并心脏病者，在妊娠32～34周、分娩期（尤其是第二产程）及产褥期最初3 d内易发生心力衰竭 关键词
- 心排出量：约自妊娠10周开始增加，至妊娠32～34周达到高峰。临产后，特别是在第二产程期间，心排出量显著增加

(3) 妊娠期间平均每周体重增加350 g，直至妊娠足月时体重平均增加12.5 kg。

三、妊娠诊断

必考点

早期	停经：妊娠最早、最重要的症状
	早孕反应：停经6周左右出现，妊娠12周左右消失 秒杀技
	黑加征、蒙氏结节 必考点
	超声检查：诊断早期妊娠快速、准确的方法
中晚期	胎动：妊娠18～20周时开始自觉胎动，不小于10次/2 h
	胎心音：110～160次/min 关键词

四、胎产式、胎先露、胎方位

胎产式	胎体纵轴与母体纵轴关系→纵产式、横产式
胎先露	最先进入母体骨盆的部位
胎方位	胎先露的指示点与母体骨盆关系 枕先露→枕骨；面先露→颏骨；臀先露→骶骨；肩先露→肩胛骨

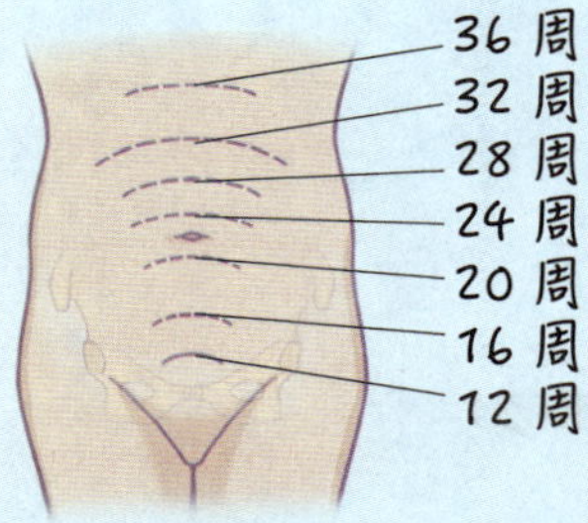

妊娠周数与宫高

小贴士

宫高口诀：
三月联合上二三
脐耻脐下脐上一
脐三脐剑剑下二
十月脐与剑突间

小贴士

胎心听诊位置：由于胎心音是从肩胛骨的位置传递出来的，所以胎心听诊最清楚的位置应该在胎背侧靠近胎头这一端

巧记口诀

“三性一缩复”

五、产前检查

(1) 推荐检查时间为：妊娠 6 ~ 13^{+6} 周、14 ~ 19^{+6} 周、20 ~ 24 周、25 ~ 28 周、29 ~ 32 周、33 ~ 36 周，分别检查 1 次；37 ~ 41 周则每周检查 1 次。

必考点

(2) 预产期推算：末次月经第 1 天起，月份减 3 或加 9，日期加 7（阴历加 15）。

(3) 第 24 周前，听诊胎心位置在脐下；第 24 周后，臀位听诊在脐上，枕位听诊在脐下。

六、妊娠期护理

- 尿频、尿急、白带增多：妊娠前 3 个月及后 3 个月
- 水肿者叮嘱孕妇左侧卧位 关键词
- 不可随便使用大便软化剂或轻泻剂，以免引起早产或流产
- 胎动计数 < 10 次/2 h 或减少 50% 者，应考虑子宫胎盘功能不足、胎儿有宫内缺氧的可能
- 宜在餐后 20 min 服用铁剂，以减轻对胃肠道的刺激

第三节 分 娩 期

- 妊娠满 37 周至不满 42 足周之间分娩：足月产
- 妊娠满 28 周至不满 37 足周之间分娩：早产
- 妊娠满 42 周以上分娩：过期产

一、影响分娩的因素

1. 产力

关键词

(1) 子宫收缩力（临产后的主要动力）：

- 节律性：临产开始时，宫缩持续时间为 30 s，间歇期约为 5 ~ 6 min　秒杀技
- 对称性：从两侧宫角同时发生
- 极性：宫底强，宫口弱
- 缩复作用：子宫在舒张时并未完全舒张

(2) 其他产力：

- 腹肌、膈肌收缩力：第二产程的主要辅助力量
- 肛提肌收缩力：协助胎儿内旋转及仰伸

2. 产道

(1) 骨产道：

- 入口平面：入口前后径为 11 cm
- 中骨盆平面：坐骨棘间径为 10 cm
- 出口平面：坐骨结节间径为 9 cm

(2) 软产道：

- 妊娠 12 周时子宫峡部作为子宫腔的一部分，成为软产道；子宫峡部未孕时为 1 cm，孕时为 7 ~ 10 cm
- 胎膜多在宫颈口接近开全时自然破裂

3. 胎儿

关键词

(1) 矢状缝和囟门是确定胎位的重要标记。

(2) 胎儿重要径线：

- 入盆：双顶径约为 9.3 cm，临床上以 B 超测此值来判断胎儿大小
- 衔接：枕额径约为 11.3 cm
- 俯屈：枕下前囟径约为 9.5 cm

二、分娩过程 ☆ 必考点

1. 枕先露的分娩机制（枕左前位最多见）

衔接→下降（贯穿于整个产程）→俯屈→内

旋转→仰伸→复位及外旋转→胎肩及胎儿娩出。

2. 先兆临产

- 不规律的子宫收缩：宫缩持续时间短（< 30 s）且不恒定
- 胎儿下降感
- 见红：为分娩先兆

必考点

3. 临产

关键词

宫口扩大，宫颈管消失，出现有规律且逐渐增强的宫缩（持续时间为 30 s 或以上，间歇时间为 5 ~ 6 min）。

小贴士

临产标志可总结为4个字：缩、消、扩、降

4. 产程分期

第一产程（临产开始至宫口开全）	潜伏期：规律宫缩至宫口扩张 6 cm
	初产妇不超过 20 h，经产妇不超过 14 h
	活跃期：宫口扩张 6 cm 至宫口开全，宫口扩张速度大于 0.5 cm/h
第二产程（宫口开全至胎儿娩出）	若未实施硬膜外麻醉，初产妇不超过 3 h，经产妇不超过 2 h；对已实施硬膜外麻醉者，可在此基础上延长 1 h
第三产程（胎儿娩出至胎肩娩出）	需要 5 ~ 15 min，不应超过 30 min

5. 产程护理

（1）第一产程的护理：

秒杀技

①破膜多发生在宫口接近开全时。

②破膜后应立即卧床，抬高臀部。

③初产妇宫口开全至 10 cm，经产妇宫口开

大3～4cm且宫缩好，可护送至产房准备接生。

(2) 第二产程的护理：

关键词

①指导待产妇在宫缩时屏气用力，增加腹压，将胎儿娩出是第二产程的首要护理目标。

②当胎头拨露、阴唇紧张时，务必保护会阴，防止撕裂。

(3) 第三产程的护理：

①在胎盘尚未完全剥离之前，切忌用手按揉、下压宫底或牵拉脐带，以免引起胎盘部分剥离而出血或拉断脐带。☆必考点

②新生儿阿普加评分：用于判断有无新生儿窒息及窒息的严重程度。8～10分为正常，4～7分为轻度窒息，0～3分为重度窒息。

体征	0分	1分	2分
每分钟心率	0	＜100次	≥100次
呼吸	0	浅慢，且不规则	佳，哭声响
肌张力	松弛	四肢稍屈曲	四肢屈曲，活动好
喉反射	无反射	有些动作	咳嗽、恶心
皮肤颜色	全身苍白	身体红，四肢青紫	全身粉红

关键词

③早开奶：出生30min～1h即可接受哺乳。

④分娩后继续在产房内接受观察2h（子宫收缩情况、宫底高度、膀胱充盈度、阴道流血量、会阴阴道内有无血肿）。

小贴士

• 第一产程每0.5～1h听胎心音1次。临产后应每2～4h排尿1次

• 第二产程每5～10min听胎心音1次

• 人工破膜应在间歇期进行

巧记口诀

产后1d底平脐，
10d降至骨盆里，
内膜修复需3周，
胎盘附着6周毕，
1周宫颈内口闭，
宫颈恢复需4周，
产前圆形产后一

第四节 产 褥 期

一、产褥期母体的变化

1. 生理调适

(1) 生殖系统： 秒杀技

①子宫：一般需要6周恢复。

- 产后1d子宫底平脐，产后10d子宫降至骨盆腔内；产后6周恢复到正常未孕期大小
- 宫颈恢复，需要4周；胎盘附着处的子宫内膜恢复需要6周

②会阴撕裂：产后3～4d恢复。

(2) 乳房变化：

- 初乳：产后7d内 关键词
- 过渡乳：7～14d
- 成熟乳：14d以后

(3) 血液系统变化：

- 血容量于分娩后2～3周可恢复至未孕状态
- 产后72h内，原患有心脏病的产妇易发生心力衰竭
- 产褥早期血液仍处于高凝状态，有利于减少产后出血

2. 心理调适

- 依赖期：产后1～3d
- 依赖－独立期：产后3～14d
- 独立期：产后2周～1个月

二、产褥期妇女的护理

1. 临床表现

(1) 褥汗：产后1周大量出汗。

(2) 正常产褥热：产后24h内体温略有升高，

但一般不超过 38 ℃。关键词

(3) 泌乳热：产后 3 ~ 4 d 因乳房血管、淋巴管充盈可有发热，体温可高达 39 ℃，尽快排空乳房即可恢复正常。

(4) 产后宫缩痛：一般在产后 1 ~ 2 d 出现，持续 2 ~ 3 d 自行消失。

(5) 产后恶露：总量为 250 ~ 500 mL，持续 4 ~ 6 周。秒杀技

项目	血性恶露	浆液恶露	白色恶露
持续时间	持续 3 ~ 4 d 关键词	持续 10 d 左右	持续 3 周
特点	血量逐渐减少，浆液增加，转变为浆液	浆液逐渐减少，白细胞数量增加，变为白色	含大量白细胞，色泽较白

2. 护理

(1) 会阴护理：

①用对外阴无刺激的消毒液擦洗外阴，2 ~ 3 次 /d。

②会阴水肿严重者，可用 50% 硫酸镁湿热敷，2 次 /d，每次 20 min。秒杀技

③产后 3 ~ 5 d 可进行会阴部伤口拆线。

④健侧卧位。

(2) 乳房护理：必考点

①乳头皲裂：处理后可继续进行母乳喂养。

②喂养：使新生儿含住乳头和大部分乳晕。

秒杀技

(3) 产后 6 周经检查完毕，在生殖器官已复原的情况下，可恢复性生活。

第五节 流 产

一、定义

秒杀技

凡妊娠不足 28 周、胎儿体重不足 1 000 g 而终止的，称为流产。

二、分类 关键词

- < 12 周：早期流产（染色体异常）。
- 12 ~ 28 周：晚期流产（宫颈口松弛）。

三、临床表现及治疗原则

停经、腹痛及阴道流血是流产的主要症状。

流产类型	宫颈口	子宫大小与停经周数	妊娠产物	处理
先兆流产	未开	关键词 相符	未排出	卧床休息，肌内注射黄体酮保胎
难免流产	已扩张	相符或略小	尚未排出	尽早使胚胎及胎盘完全排出
不全流产	已扩张	小于	部分排出，部分仍在子宫内	应进行吸宫术或钳刮术
完全流产	关闭	接近正常或略大	完全排出	无感染征象，一般无须特殊处理
稽留流产	关闭	小于	滞留在宫腔内	处理前做凝血功能检查

四、检查

B 超。★ 必考点

小贴士

复发性流产：同一性伴侣连续发生 3 次或 3 次以上的自然流产。以预防为主，男女双方应进行检查，治疗时间超过妊娠月份

第六节 早 产

一、定义

关键词

妊娠满28周至不满37足周分娩者，出生体重多小于2 500 g。

二、病因

- 孕妇因素：如合并感染性疾病、子宫肌瘤、急慢性疾病及妊娠并发症
- 胎儿、胎盘因素：如前置胎盘、胎盘早剥、胎儿窘迫、胎膜早破

三、临床表现

诊断早产临产的依据：妊娠晚期子宫收缩规律（20 min ≥ 4次或60 min ≥ 8次），伴以宫颈管消退≥80%，以及进行性宫口扩张1 cm以上。

四、治疗原则

控制宫缩。

五、护理措施

- 高危孕妇应多采取左侧位卧床休息，慎做肛诊和阴道检查
- 抑制宫缩→硫酸镁、沙丁胺醇
- 促进肺成熟→糖皮质激素
- 禁用缩宫素 秒杀技

第七节 过期妊娠

一、定义

关键词

妊娠≥42周。

二、病因

雌激素、孕激素比例失调，头盆不称等。

三、表现

羊水减少和胎盘功能减退。

四、治疗

核实孕周，检测胎盘，若胎盘功能减退，即行剖宫产。

第八节 妊娠期高血压

一、病理生理

全身小动脉痉挛。☆必考点

二、分类及临床表现

关键词

妊娠期高血压	妊娠20周后首次出现高血压，收缩压≥140 mmHg和（或）舒张压≥90 mmHg，并于产后12周内恢复正常
子痫前期	妊娠20周后出现收缩压≥140 mmHg和（或）舒张压≥90 mmHg，伴有尿蛋白≥0.3 g/24 h，或虽无蛋白尿，但合并下列任何一项者： · 血小板数量减少 · 肝功能损害 · 肾功能损害 · 肺水肿 · 新发生的中枢神经系统异常或视觉障碍
子痫	在子痫前期的基础上出现抽搐发作，或伴昏迷，称为子痫

三、参考指标

关键词

眼底视网膜小动脉变化是反映妊娠期高血压疾病严重程度的一项重要参考指标。

四、治疗及护理

（1）妊娠期高血压疾病的基本处理原则是镇静、解痉、降压、利尿，应适时终止妊娠。

秒杀技

(2) 首选硫酸镁，以 1 ~ 1.5 g/h 为宜，不超过 2 g/h，每日维持用量 15 ~ 20 g。

(3) 保证充分的睡眠，每日休息时间不少于 10 h，取左侧卧位。

(4) 子痫患者经药物控制 2 h 后，应考虑终止妊娠。

关键词

(5) 硫酸镁中毒时首先表现为膝反射减弱或消失。应随时备好 10% 葡萄糖酸钙注射液，以便出现毒性作用时及时予以解毒。秒杀技

(6) 硫酸镁使用过程的注意事项：必考点

关键词

- 膝腱反射必须存在
- 呼吸不少于 16 次/min
- 尿量不少于 400 mL/24 h 或 17 mL/h

(7) 并发症：胎盘早剥。

(8) 胎儿娩出前肩后立即静脉推注催产素（禁用麦角新碱）。

第九节 异位妊娠

关键词 输卵管炎症是异位妊娠最主要的原因。在异位妊娠中，输卵管妊娠最常见；输卵管妊娠中以壶腹部妊娠最常见。关键词

一、临床表现

- 停经（多数会在停经 6 ~ 8 周出现不规则出血）
- 腹痛（就诊主要症状，一侧撕裂样疼痛）必考点
- 阴道流血
- 晕厥与休克
- 腹部包块

二、辅助检查

(1) 流产或破裂者，阴道后穹隆饱满，有

小贴士 1

- 输卵管妊娠流产：多见于壶腹部妊娠
- 输卵管妊娠破裂：多见于峡部妊娠

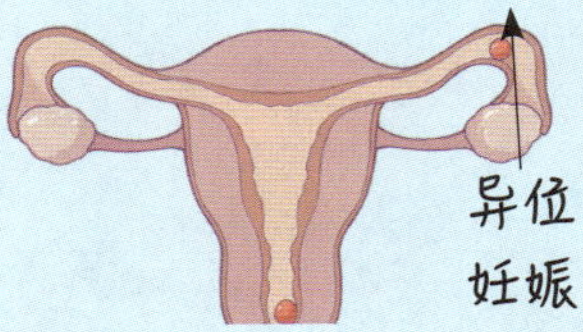

小贴士 2

避免腹压增高因素，以防流产或破裂

宫颈抬举痛或摇摆痛。

秒杀技

(2) 后穹隆穿刺是一种简单可靠的诊断方法，B超检查也有助于诊断。

三、治疗

(1) 以手术治疗为主。

关键词

(2) 严重内出血，甚至休克的患者应在积极纠正休克的同时进行手术治疗。

(3) 未破裂出血或流产：甲氨蝶呤。

第十节 胎盘早剥

一、病因

妊娠高血压。

二、临床表现 秒杀技

(1) 妊娠 20 周后或分娩期，正常位置胎盘在胎儿娩出前，部分或全部从子宫壁剥离。

(2) 主要病理改变是底蜕膜出血。

(3) 妊娠晚期突然发生的腹部持续性疼痛，子宫硬如板状、伴有或不伴阴道出血。

(4) 胎盘含促凝物质，可发生弥散性血管内凝血 (DIC)

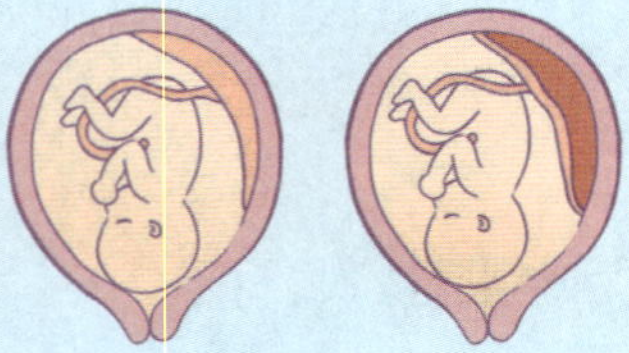

胎盘早剥

胎盘早剥的 Page 分级标准

分级	标准
0 级	分娩后回顾性产后诊断
I 级	外出血，子宫软，无胎儿窘迫
II 级	胎儿宫内窘迫或胎死宫内
III 级	产妇出现休克症状，伴有或不伴弥散性血管内凝血

三、并发症

胎盘早剥的并发症为弥散性血管内凝血。

四、处理

纠正休克，根据病情及时终止妊娠。

第十一节　前置胎盘

妊娠28周后，胎盘附着于子宫下段，甚至胎盘下缘达到或覆盖宫颈内口，其位置低于胎儿先露部。

一、临床表现及分类

关键词

(1) 妊娠晚期或临产时，发生无诱因、无痛性反复阴道流血是前置胎盘的主要症状。

(2) 分类：

- 完全性（中央型）前置胎盘：胎盘组织完全覆盖宫颈内口；初次出血时间多在妊娠28周
- 部分性前置胎盘：胎盘组织部分覆盖宫颈内口，出血多发生在妊娠晚期或临产后
- 边缘性前置胎盘：胎盘附着于子宫内段，下缘到达但未超越宫颈内口；初次出血时间、出血量及反复出血次数介于前两者之间
- 低置胎盘：胎盘附着于子宫下段，边缘距宫颈内口小于2 cm

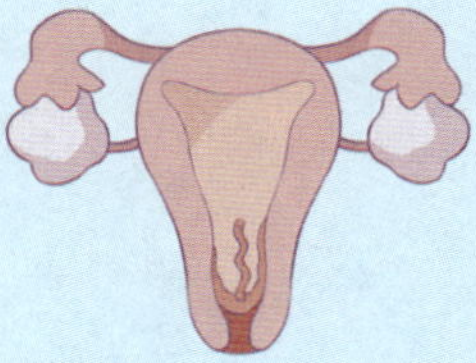

完全性前置胎盘

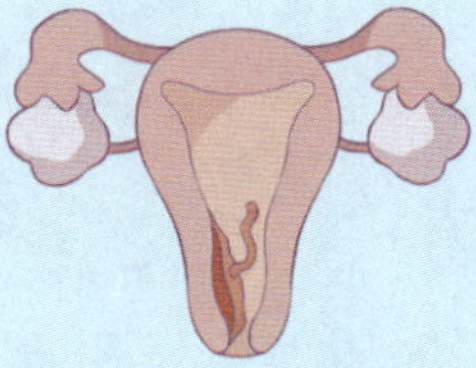

部分性前置胎盘

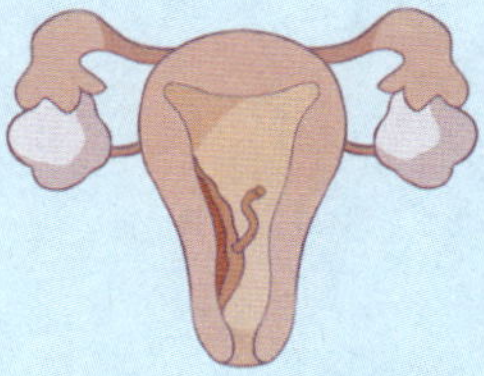

边缘性前置胎盘

二、辅助检查

秒杀技

(1) 超声检查是目前最安全、最有效的首选方法。

(2) 一般不主张应用阴道检查。

三、治疗原则

(1) 期待疗法：适用于妊娠不足36周、阴

道流血量不多、孕妇全身情况良好、胎儿存活的情况。

关键词

(2) 终止妊娠：剖宫产术是主要手段。

第十二节 羊水量异常

一、羊水过多

凡在妊娠期间羊水量超过 2 000 ml 的称为羊水过多。

关键词 秒杀技

1. 病因

羊水量异常的病因有：多胎妊娠、胎儿畸形、糖尿病、胎盘脐带病变。

2. 表现

- 急性：发生于妊娠 20 ~ 24 周
- 慢性：发生于妊娠晚期（较多见），孕妇子宫大于妊娠月份

3. 治疗

秒杀技

无菌操作，一次放羊水量不超过 1 500 ml，放羊水后在腹部放置沙袋或用腹带包扎，防止血压骤降引起休克。

二、羊水过少

妊娠晚期羊水量少于 300 ml 的称为羊水过少。

关键词

(1) 宫高、腹围小于同期正常孕妇。

(2) 病因：母体因素、胎儿畸形、胎盘功能异常、羊膜病变、胎膜早破等。

第十三节 多胎妊娠及巨大儿

一、多胎妊娠

(1) 宫底高度大于正常孕周，腹部可触及 2

关键词

个胎头、多个肢体，在腹部的不同部位可听到2个胎心音，且两者速率不一，相差大于10次/min。

(2) 第二个胎儿娩出后立即肌内注射或静脉滴注缩宫素，以防止产后出血的发生；同时在腹部放置沙袋，以防腹压骤降引起休克。

(3) 潜在并发症：早产、脐带脱垂和胎盘早剥。

二、巨大儿

(1) 体重达到或超过4 000 g的胎儿。

(2) 高危因素：糖尿病孕妇。关键词

(3) 要注意糖尿病母亲所生的新生儿有无低血糖的表现。

第十四节　胎儿窘迫

一、分类

急性胎儿窘迫	慢性胎儿窘迫
多发生在分娩期	多发生在妊娠末期
主要表现为胎心率加快或减慢 关键词	主要表现为胎动减少或消失
羊水被胎粪污染和胎儿头皮血pH下降	胎儿生长受限，胎盘功能减退，羊水被胎粪污染
叮嘱孕妇采取左侧卧位、吸氧，如胎心率变为正常，可继续观察	叮嘱孕妇采取左侧卧位、间断吸氧，密切监护病情变化
如宫口开全，胎先露部已达到坐骨棘平面以下3 cm，应尽快助产使胎儿经阴道娩出	根据孕周、胎儿成熟度和窘迫程度决定处理方案

二、表现

(1) 胎心率异常：是急性胎儿窘迫最早出

关键词

现的临床征象。缺氧初期胎心率＞160次/min，甚至＞180次/分；严重缺氧时胎心率＜120次/min，当＜100次/min时提示胎儿危险。

(2)胎动异常：孕妇在30周后应每天进行胎动计数，当＜10次/2h，应及时就诊。

(3)羊水被胎粪污染：I度呈淡绿色，II度呈黄绿色、混浊，III度呈棕黄色、黏稠。

三、处理

宫口开全，胎先露部已达坐骨棘平面以下3 cm者，应尽快助产经阴道娩出胎儿，其余行剖宫产。

第十五节 胎膜早破

胎膜早破，即临产前胎膜自然破裂，是常见的分娩期并发症。

一、病因

- 营养因素：缺乏维生素C、锌及铜
- 生殖道病原微生物上行性感染
- 羊膜腔内压力增高（关键词）：常见于双胎、羊水过多及妊娠晚期性交
- 胎膜受力不均
- 宫颈内口松弛

二、表现

胎膜早破的临床表现为临产前阴道液体流出。

三、辅助检查

(1)阴道液酸碱度检查：羊水pH为7.0～7.5，正常阴道液pH为4.5～6.0。关键词

(2)阴道液涂片检查：可见羊齿状结晶。

四、治疗及护理

（1）对足月胎膜早破2～12 h给予引产；若胎膜早破大于12 h，给予抗生素预防感染。

（2）胎先露部未衔接者绝对卧床休息，抬高臀部，以防脐带脱垂引起胎儿缺氧或宫内窘迫。

秒杀技

第十六节 妊娠合并症

一、妊娠合并心脏病

关键词

（1）妊娠32～34周、分娩期及产后的最初3 d内，是患有心脏病的孕妇最危险的时期。

（2）心功能Ⅰ～Ⅱ级的女性可以妊娠，产后可以哺乳。心功能Ⅲ～Ⅳ级的女性不宜妊娠，产后不宜哺乳。

（3）凡不宜妊娠却已怀孕者，应在妊娠12周前行人工流产术。

（4）心功能Ⅰ～Ⅱ级者，在严密监护下可经阴道分娩，第二产程需要助产；心功能Ⅲ～Ⅳ级、胎儿偏大、宫颈条件不佳、合并其他并发症者，可选择剖宫产终止妊娠。

（5）护理：

①保证每天休息10 h，中午休息2 h，休息时采取左侧卧位或半卧位。秒杀技

②对不宜再妊娠者，建议1周后行绝育术。

③胎儿娩出后，立即在产妇腹部放置沙袋，以减少腹腔压力骤减对血液循环的影响。

二、妊娠合并糖尿病

（1）常导致巨大儿。关键词

（2）诊断：

①血糖测定：空腹血糖≥7.0 mmol/L；糖化血红蛋白≥6.5%；伴有典型的高血糖或高血糖

危险症状，同时任意血糖≥11.1 mmol/L（首次产前检查中达到任何一项标准者即可诊断为妊娠糖尿病）。

关键词

②口服葡萄糖耐量试验（OGTT试验）：空腹及服糖后1 h、2 h的血糖值分别为5.1 mmol/L、10.0 mmol/L、8.5 mmol/L。任何一点血糖值达到或超过上述标准即可诊断为妊娠期糖尿病（GDM）。

（3）处理：秒杀技

①首选饮食控制，无效者行胰岛素治疗。

②密切监测血糖，自妊娠32周起，每周检查1次。

③最佳终止妊娠时间：妊娠38～39周。

④新生儿处理：无论出生情况如何，均被视为高危新生儿。关键词

⑤开奶的同时及早滴服葡萄糖，以防发生新生儿低血糖。

小贴士

分娩后胰岛素用量减少至分娩前1/3~1/2

三、贫血

（1）缺铁性贫血最常见，呈小细胞低色素性贫血，血红蛋白<110 g/L，孕妇血清铁<6.5 μmol/L。

（2）血红蛋白<60 g/L，接近预产期或短期内行剖宫产，宜少量多次输血。

第十七节　产力异常

一、协调性子宫收缩乏力

（1）病因：头盆不称。关键词

（2）表现：子宫收缩具有正常的节律性、对称性和极性，但收缩力弱，持续时间短，间歇期长且不规律，产程进展缓慢，甚至停滞。

（3）按摩子宫或使用缩宫素。

二、协调性子宫收缩过强（总产程<3 h）

（1）表现：急产。

（2）处理：预防出血。

三、不协调性子宫收缩乏力

(1) 病因：头盆不称，胎位异常。

(2) 表现：产妇烦躁不安，下腹痛、拒压，宫缩极性倒置，无效宫缩，间歇期子宫不完全放松，潜伏期延长。

(3) 治疗：哌替啶。

四、不协调性子宫收缩过强

(1) 病因：缩宫素使用不当。

(2) 表现：子宫持续性收缩，无间歇期，严重腹痛，病理性缩复环，血尿→先兆子宫破裂。

(3) 治疗：硫酸镁和哌替啶。

五、护理

(1)将缩宫素2.5U加于500 mL 0.9%NaCl溶液中，从4～5滴/min开始，通常不超过60滴/min。

(2) 若出现10 min宫缩超过5次，持续时间超过1 min或胎心率异常，应立即停止静脉滴注缩宫素。

小贴士

可疑头盆不称，协助医师试产。试产2～4 h，胎头仍未入盆，并伴胎儿窘迫，停止试产。试产时少肛查，禁灌肠，一般不用镇静、镇痛药

第十八节　产道异常

一、入口平面狭窄

扁平骨盆→跨耻征阳性→不能入盆→剖宫产。

二、中骨盆平面狭窄

坐骨棘间径＜10 cm→剖宫产。

三、出口平面狭窄 关键词

漏斗状骨盆（若坐骨结节间径与出口后矢状径之和小于15 cm）→剖宫产→少查肛、禁灌肠。

四、均小骨盆

每个平面径线均小于正常值2 cm或更多。

第十九节　胎位异常

一、最佳胎方位

枕左前、枕右前。关键词

二、持续性枕后位、枕横位（胎位异常，预后相对较好）

1. 常见原因

中骨盆狭窄，无法内旋转。

2. 常见表现

孕妇多次屏气，胎头下降，肛门坠胀，有排便感。胎心于脐下一侧时听得最清楚。

3. 处理

对于妊娠30周以内者不用处置；对于妊娠30周以上胎位仍不正常者，则根据不同情况给予矫治。持续性枕后/横位，若骨盆无异常，胎儿不大时可以试产。

三、臀先露（最常见的异常胎位）

1. 常见表现

肋下常感有胎头。宫底部可触及圆而硬的胎头；若未衔接，胎心在脐上方听得最清楚；衔接后，胎心听诊以脐下最明显。

臀先露容易导致软产道损伤、胎膜早破、脐带脱垂、胎儿窘迫甚至死亡等。

2. 处理

30周前多能自行转为头先露，若30周后仍得不到纠正，可指导孕妇行膝胸卧位。

四、肩先露

胎体横卧于宫腔。

第二十节　产后出血

- 产后出血是指胎儿娩出后24 h内经阴道分娩者的出血量≥500 mL，剖宫产者≥1 000 mL
- 好发于产后2 h
- 晚期产后出血：最常见的原因是胎盘、胎膜残留，多发生于产后10 d左右 秒杀技
- 不同原因引起产后大出血的表现和处理：

原因	临床表现	处理
子宫收缩乏力 必考点	失血性休克，子宫轮廓不清，松软如袋状，摸不到宫底或宫底升高	按摩子宫、加强宫缩，必要时填塞宫腔
软产道裂伤	阴道壁血肿者有尿频或肛门坠胀感，排尿疼痛。子宫收缩良好，宫颈、阴道有裂伤	及时准确地修复缝合
胎盘因素	胎盘母体面有缺损或胎膜有缺损，边缘有断裂的血管	刮宫
凝血功能障碍	关键词 血不凝，不易止血	对症治疗

第二十一节 羊水栓塞

一、病因

羊水栓塞的病因为羊水入血。常见诱发因素：子宫收缩过强、急产、胎膜早破、前置胎盘、子宫破裂、剖宫产等。

二、表现

- 发病特点：起病急骤，来势凶险
- 心肺功能衰竭和休克（关键词）：产妇突然发生寒战、呛咳、气急、烦躁不安等症状，随后出现发绀、呼吸困难等循环衰竭和休克状态
- 弥散性血管内凝血（DIC）
- 急性肾衰竭

三、治疗原则

改善低氧血症，抗过敏和休克，防治DIC和肾衰竭，预防感染。

小贴士

对产后出血原因评估时采用排除法。先看有无血块，若无，则为凝血功能障碍；若有，则为其他3个因素。再看子宫轮廓和质地，若轮廓不清，质软，经按摩后可变硬，好转，则为宫缩乏力

四、护理

关键词

- 严格掌握破膜时间，人工破膜宜在宫缩的间歇期
- 首先纠正缺氧
- 罂粟碱为解除肺动脉高压的首选药物

秒杀技

第二十二节　子宫破裂

一、病因

- 胎先露下降受阻导致梗阻性难产：如骨盆狭窄、头盆不称、软产道阻塞、胎位异常、胎儿异常等
- 子宫瘢痕　关键词
- 宫缩剂使用不当
- 手术创伤

二、临床表现

1. 先兆子宫破裂　必考点

子宫形成病理性缩复环，下腹部压痛，胎心率改变及血尿出现。

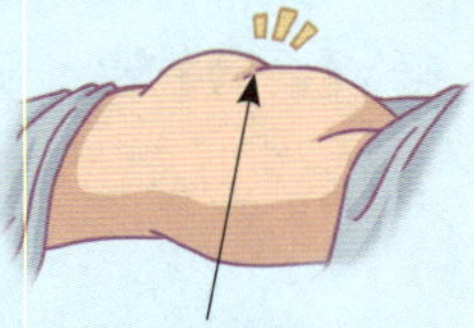
病理性缩复环

2. 完全性子宫破裂　关键词

产妇突感腹部撕裂样剧烈疼痛，子宫收缩骤然停止，腹痛可得到暂时缓解。

三、治疗

立即行剖宫产。

四、护理

(1) 有子宫破裂高危因素者，应在预产期前 1～2 周入院待产。

(2) 子宫破裂者 2 年内不宜再次妊娠，应做好避孕。

第二十三节　产褥感染

产褥感染以混合感染多见，病原菌以厌氧菌为主。

一、症状　关键词　秒杀技

产褥期出现发热、腹痛、异常恶露三大症状。

二、常见表现

急性盆腔炎。

三、治疗

抗感染，病原学检查。

四、护理

关键词

(1) 采取半卧位或抬高床头，促进恶露引流，使炎症局限，防止感染扩散。

(2) 密切观察产妇生命体征的变化，每4h测体温1次。

第二十四节　剖宫产妇女的护理

一、手术方式

1. 子宫下段

最常用，出血量少，伤口愈合较好。

2. 子宫体部

古典式，出血量多，切口易与腹膜粘连，仅用于胎盘前置者。

3. 腹膜外

对有宫腔感染者尤为适用。

二、适应证

(1) 分娩主要因素的异常：

- 产力异常
- 骨盆狭窄、软产道异常、头盆不称——产道异常
- 横位、臀位、巨大儿等——胎儿异常

(2) 妊娠并发症和妊娠合并症不宜经阴道分娩者。

(3) 脐带脱垂、胎儿宫内窘迫者。

三、禁忌证

死胎及胎儿畸形，不应行剖宫产术终止妊娠。

四、术后护理

- 以持续硬膜外麻醉为主
- 术后24h产妇取半卧位，以利恶露排出
- 留置导尿管24h，拔管后指导产妇自行排尿
- 至少应避孕2年

第八章 新生儿和新生儿疾病的护理

第一节 正常新生儿

一、概念

关键词

- 新生儿：从脐带结扎到生后28 d内的婴儿
- 正常足月儿：胎龄为37～<42周，出生体重为2500～4000 g，无畸形或疾病的活产婴儿

二、分类

1. 根据胎龄分类

- 足月儿：胎龄为37～<42周（259～293 d）的新生儿 关键词
- 早产儿：胎龄<37周（<259 d）的新生儿
- 过期产儿：胎龄≥42周（≥294 d）的新生儿

2. 根据出生体重分类

- 正常出生体重儿：出生体重为2500～4000 g的新生儿
- 低出生体重儿：出生体重<2500 g的新生儿。其中，出生体重<1500 g者称为极低出生体重儿，出生体重<1000 g者称为超低出生体重儿 关键词
- 巨大儿：出生体重>4000 g者

三、早产儿与足月儿的区别

必考点

项目	早产儿	足月儿
皮肤	红嫩，胎毛多	红润、胎毛少
耳	耳壳软	耳壳软骨发育好
肌张力	四肢肌张力低下	肌肉有一定张力，四肢屈曲

秒杀

项目	早产儿	足月儿
生殖器	男婴睾丸未降或未完全下降，女婴大阴唇不能盖住小阴唇	秒杀技 男婴睾丸下降，女婴大阴唇覆盖小阴唇
足底纹	少	整个足底有较深的足纹
指/趾甲	未达指/趾端	达到或超过指/趾端

四、新生儿喂养及皮肤护理

- 出生后母婴皮肤接触，鼓励早吸吮、早开奶，生后半小时即可使新生儿吮吸母乳，实行24 h母婴同室，鼓励按需哺乳（关键词）
- 新生儿沐浴的室温在26～28 ℃或以上，水温在39～41 ℃之间，先放凉水，后放热水
- 臀部护理：大便后用温水为其洗净臀部，或用婴儿护肤湿巾从前向后擦拭干净，并为其涂护臀膏；尿布不可过紧、过松，不宜垫橡胶单或塑料布

五、新生儿的特殊生理状态 必考点

特殊生理状态	发生原因	表现
生理性体重下降	出生后体内水分丢失较多，胎粪排出	体重下降，一般不超过10%，生后10 d左右恢复到出生时的体重秒杀技

小贴士

新生儿的特殊生理状态：无须特殊处理

特殊生理状态	发生原因	表现
生理性黄疸	生成较多胆红素，运转胆红素的能力不足，	生后2～3d即出现黄疸，4～5d最重
生理性黄疸	肝功能不完善	最迟2周内，早产儿可延迟到3～4周消退
乳腺肿大	母体内的孕酮和催乳素经胎盘至胎儿体内，出生后突然中断所致	出生后3～5d，在乳腺可触摸到蚕豆到鸽子蛋大小的肿块，多于2～3周消退
假月经	母体雌激素在妊娠期进入胎儿体内，出生后突然消失所致	秒杀技 部分女婴在出生后5～7d，可见阴道流出少量的血液，持续1周
"马牙"	上皮细胞堆积或黏液腺细胞分泌物积留	新生儿上颚中线和齿龈上有黄白色小斑点，民间称"马牙"，又称"上皮珠"，数周后自然消失

第二节 早产儿

一、保暖

关键词

- 早产儿室内温度应保持在24～26℃之间，相对湿度应为55%～65%
- 对体重＜2.0kg的婴儿，应尽早将其置于婴儿暖箱或远红外辐射床进行保暖，使其体温维持在36～37℃之间
- 头部应戴绒布帽

二、合理喂养

- 体重在 1 500 g 以上而无青紫的早产儿，出生后 2 ~ 4 h 喂 10% 葡萄糖水 2 mL/kg，无呕吐者，可在 6 ~ 8 h 喂乳
- 体重在 1500 g 以下或有青紫的早产儿，适当延迟喂养时间
- 喂养后，患儿宜取右侧卧位

三、预防

关键词

- 预防出血：出生后应补充维生素 K，肌内注射维生素 K_1，连用 3 d
- 预防感染：早产儿免疫功能不健全，应加强口腔、皮肤及脐部的护理

第三节 新生儿窒息

一、临床表现

必考点

窒息程度分为轻度窒息和重度窒息，以阿普加评分为指标，8 ~ 10 分为正常新生儿，4 ~ 7 分为轻度（青紫）窒息，0 ~ 3 分为重度（苍白）窒息。

体征	出生 1 min 内		
	0 分	1 分	2 分
皮肤颜色	全身青紫或苍白	躯干红、四肢紫	全身红
心率 /（次 · min^{-1}）	0	< 100	≥ 100
呼吸	无	呼吸浅表，哭声弱	呼吸佳，哭声响
肌张力	松弛（伸展）	四肢屈曲	四肢活动好
弹足底或插鼻管反应	无反应	有些动作，如皱眉	反应好

二、治疗

- A → B → C → D → E
- A：清理呼吸道
- B：建立呼吸
- C：维持正常循环：用双拇指环绕法或双指法有节奏地按压两乳头连线中点下方或胸骨下 1/3 处，按压频率为 100 ~ 120 次 /min
- D：药物治疗
- E：评价

秒杀技

注意：在整个抢救过程中必须注意保暖，应在 30 ~ 32 ℃的抢救床上进行抢救。

第四节　新生儿缺血缺氧性脑病

一、病因

关键词

缺氧是新生儿缺血缺氧性脑病（HIE）发病的核心，其中围生期窒息是最主要的病因。

二、临床表现

围生期窒息病史 + 前囟饱满 + 昏迷、惊厥。

- 轻度：激惹，肌张力正常，反射活跃
- 中度：嗜睡，肌张力减低，反射减弱
- 重度：昏迷，肌张力松软或增高，反射消失

三、辅助检查

- 脑电图：可客观反映脑损害的程度
- CT 扫描：最适合的检查时间是在生后 2 ~ 5 d，对预后的判断有一定的参考价值

四、治疗

秒杀技

- 控制惊厥：首选苯巴比妥钠，20 mg/kg，15 ~ 30 min 静脉滴入
- 治疗脑水肿：呋塞米（速尿）静脉推注

第五节 新生儿颅内出血

一、病因：

关键词

早产、缺氧、产伤（以足月儿为多见）。

二、临床表现

- 神志改变：激惹、过度兴奋或表情淡漠、嗜睡、昏迷等
- 颅内压增高表现：前囟隆起、脑性尖叫（秒杀技）、惊厥、血压增高等

三、辅助检查

- 当少数病例需要与其他中枢神经性疾病相鉴别时，可行脑脊液检查
- CT 和 B 超等有助于诊断和判断预后

四、治疗

- 支持疗法：保持安静，尽可能减少活动、刺激性操作
- 止血及对症处理：（关键词）控制惊厥（首选苯巴比妥），降低颅内压（首选呋塞米静脉推注）

五、护理

- 降低颅内压：患儿保持头高位（抬高头肩部，成 15°～30°角）
- 保持呼吸道通畅
  - 足月儿血氧饱和度维持在 85%～98% 之间
  - 早产儿血氧饱和度维持在 88%～93% 之间
- 出血早期禁止直接哺乳

第六节 新生儿黄疸

一、病因

游离胆红素入血，到达全身。

二、临床表现

不同点	生理性黄疸	病理性黄疸
出现时间	足月儿出生后2～3 d，早产儿出生后3～5 d	关键词 出生后24 h
程度	足月儿<221 μmol/L，早产儿<257 μmol/L，或每日上升小于85 μmol/L	足月儿>221 μmol/L，早产儿>257 μmol/L或每日上升量>85 μmol/L
消退时间	足月儿≤2周，早产儿不超过3～4周	足月儿>2周，早产儿>4周
退而复现	无	有

三、引起新生儿病理性黄疸的常见疾病

- 新生儿溶血病：ABO血型不合（母亲O型，新生儿A型或B型）；Rh血型不合（母亲Rh阴性，新生儿Rh阳性）
- 母乳性黄疸：母乳喂养后4～5 d出现黄疸，患儿一般状态良好，停喂母乳后黄疸明显下降
- 先天性胆道闭锁：出生后1～3周出现黄疸，粪便呈白陶土色
- 新生儿肝炎：出生后2～3周出现，大便色浅，尿色深黄，肝（脾）大，伴拒食

小贴士

最严重并发症——胆红素脑病（核黄疸）。当血清胆红素>342 μmol/L时，可出现拒乳、尖叫、凝视、角弓反张甚至抽搐等症状

- 新生儿败血症：黄疸于1周内出现，或黄疸退而复出且进行性加重，并伴全身中毒症状，有感染病灶，以脐炎最多见
- 遗传性疾病（如红细胞6－磷酸葡萄糖脱氢酶缺乏等）

四、护理

- 密切观察患儿黄疸部位、程度及进展，神经系统及精神反应情况
- 生活护理：尽早开奶，促进胎便排出
- 光照疗法：全身裸露，以增加照射面积；穿好纸尿裤并戴遮光眼罩，以保护会阴部和眼睛；单面光疗需要每2h更换体位1次；肛温超过37.8℃或低于35℃时，要暂停光疗
- 遵医嘱用药：进行补液和使用白蛋白治疗
- 对母乳性黄疸的患儿可根据黄疸程度暂停母乳喂养1～3d，或改为隔次母乳喂养

第七节 新生儿寒冷损伤综合征

一、病因

寒冷、早产、低体重、感染和窒息。

二、临床表现

一般以出生后3d内的早产新生儿多见。发生顺序：小腿→大腿外侧→整个下肢→臀部→面颊→上肢→全身。

关键词

小贴士1

新生儿寒冷损伤综合征：新生儿棕色脂肪产热不足

小贴士2

新生儿寒冷损伤综合征临床表现：不吃、不哭、体温不升

分度	体温	皮肤硬肿范围
轻度	≥ 35 ℃	< 20%
中度	< 35 ℃	20% ~ 50%
重度	< 30 ℃	> 50%，伴器官功能障碍

三、治疗

秒杀技　关键词

复温是关键，原则是循序渐进，逐步复温。

四、护理

- 肛温 < 30 ℃：先将患儿置于比肛温高 1 ~ 2 ℃（秒杀技）的暖箱中，每小时提高箱温 1 ~ 1.5 ℃，箱温不超过 34 ℃，每小时监测肛温、腋温 1 次，患儿可经 12 ~ 24 h 恢复正常体温
- 肛温 > 30 ℃：可将患儿置于已预热至中性温度的暖箱中，患儿可经 6 ~ 12 h 恢复正常体温

第八节　新生儿脐炎

一、致病菌

关键词

常见致病菌为金黄色葡萄球菌，其次为大肠埃希菌、铜绿假单胞菌、溶血性链球菌。

二、临床表现

- 轻度：脐轮与脐部周围皮肤轻度发红，可有少量浆液
- 重度：脐部及脐周皮肤明显红肿发硬，脓性分泌物多并带有臭味

三、治疗及护理

关键词

- 清除局部感染灶，选用适宜抗生素（首选青霉素或第一、第二代头孢菌素）

- 轻者局部用3%过氧化氢溶液或碘伏清洗，每日2～3次；重度感染者遵医嘱应用抗生素，用75%乙醇消毒脐部

第九节　新生儿低血糖

一、临床表现

关键词

少数新生儿出现喂养困难、淡漠、嗜睡、青紫、哭声异常、反应差，甚至惊厥、呼吸暂停等非特异性表现。

二、治疗

- 无症状低血糖：口服葡萄糖，或以6～8 mg/(kg·min)速率进行输注
- 有症状低血糖：静脉注射葡萄糖
- 持续反复低血糖：除注射葡萄糖之外，可加激素

小贴士

新生儿低血糖：
全血血糖＜2.2 mmol/L

秒杀技

第十节　新生儿低钙血症

一、概念

低钙血症是指血清总钙低于1.8 mmol/L或血清游离钙低于0.9 mmol/L。

早期低血钙指出生后72 h内发生；晚期低血钙指出生后72 h以后发生。秒杀技

二、临床表现

关键词

主要是神经、肌肉兴奋性增强，表现为烦躁不安、肌肉抽动及震颤，可见惊跳、手足搐搦。

三、治疗及护理

- 针对病因，静脉或口服补充钙剂及进行抗惊厥治疗
- 若患儿发生惊厥，遵医嘱为其静脉缓慢注射或滴注10%葡萄糖酸钙，如其心率低于80次/min，应暂停注射
- 一旦发生药液外渗，应立即停止注射，给予25%～50%硫酸镁湿纱布局部湿敷

秒杀技

第九章 泌尿生殖系统疾病患者的护理

第一节 泌尿系统解剖生理

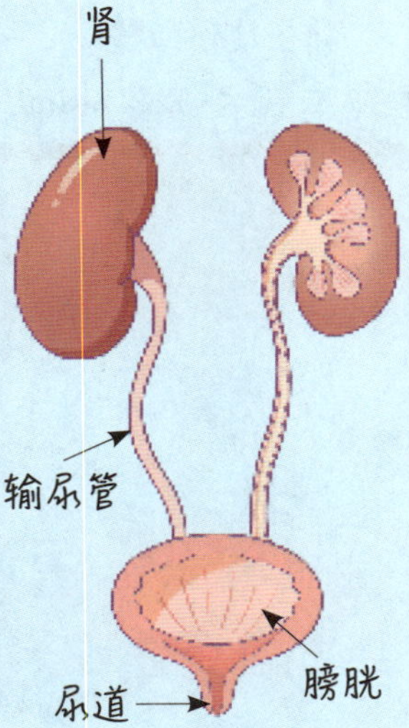

泌尿系统解剖

一、泌尿系统的解剖结构和生理功能

1. 肾

关键词

(1) 每个肾由 100 万肾单位组成，肾单位是肾结构和功能的基本单位。

(2) 肾单位：

- 肾小体：由肾小球及肾小囊构成的球状结构
- 肾小球：具有滤过功能，安静时双肾血流量约为 1 L/min
- 肾小管：分为近端小管、细段和远端小管 3 部分

注意：当机体组织缺氧时，肾脏产生的促红细胞生成素（EPO）增多。

2. 输尿管、膀胱和尿道

(1) 输尿管：有 3 个狭窄，即输尿管的起始部、跨越髂血管处、穿入膀胱壁内。必考点

(2) 膀胱：容量为 300 ~ 500 mL。

(3) 尿道：

- 女性尿道：长度为 3 ~ 5 cm，宽、短、直，因此女性易患尿路逆行感染。秒杀技
- 男性尿道：成年男性的尿道平均长度为 18 cm，尿道全程有尿道内口、尿道膜部、尿道外口 3 处狭窄

小贴士

- 近端小管的主要功能是重吸收
- 远端小管的主要功能是浓缩和稀释

二、女性生殖系统炎症特点

(1) 阴道具有自净作用，阴道上皮内含有丰富的糖原，在阴道杆菌的作用下糖原分解为乳酸，以维持正常的阴道酸性环境（pH 为 4 ~ 5），

使适宜在弱碱环境中繁殖的病原体受到抑制。

(2) 感染途径：沿生殖道黏膜上行蔓延、经血液循环播散、经淋巴系统蔓延、直接蔓延。

第二节　肾小球肾炎

一、急性肾小球肾炎

1. 病因

秒杀技

上呼吸道A组β溶血性链球菌感染引起的急性肾小球肾炎，是一种自身免疫性疾病。

2. 临床表现

关键词

好发于儿童，以5～14岁为高发年龄。典型表现是水肿、血尿、高血压及程度不等的肾功能受损。

- 水肿：最常见的症状，最初仅累及眼睑及颜面，呈非凹陷性
- 血尿：以镜下血尿为主
- 高血压：由水钠潴留使血容量增加所致

3. 检查

(1) 尿液检查：尿中红细胞多为变形红细胞（肾小球源性），还可见红细胞管型，这是急性肾炎的重要特点。

(2) 血补体测定：早期血总补体及C3均明显减少，8周内恢复正常。

4. 治疗

- 急性肾小球肾炎为自限性疾病，无须特异性治疗，以卧床休息和对症治疗为主
- 秒杀技
待肉眼血尿消失、血压恢复正常、水肿消退即可逐步增加室内活动量。3个月内宜避免剧烈体力活动
- 控制感染灶用青霉素，疗程为10～14d

小贴士

小儿肾小球肾炎：

• 婴幼儿每日尿量 < 200 mL，学龄前儿童每日尿量 < 300 mL，学龄期儿童每日尿量 < 400 mL 为少尿；每日尿量 < 50 mL 为无尿

• 待水肿消退、血压降至正常、肉眼血尿消失后，可下床轻微活动或到户外散步；尿内红细胞计数减少、红细胞沉降率正常时可上学，但应避免体育活动；尿沉渣细胞计数绝对计数正常后可恢复正常生活

5. 护理

• 高糖、高维生素、适量蛋白质和脂肪的低盐饮食
• 在急性期 1 ~ 2 周内，将钠的摄入控制为 1 ~ 2 g/d，水肿消退后调整为 3 ~ 5 g/d
• 避免链球菌感染，彻底清除病灶是预防本病的关键　关键词

二、慢性肾小球肾炎

1. 病因

病因不明，发病的起始因素是免疫介导炎症。

2. 临床表现

• 蛋白尿：本病必有的表现（+）～（+++）
• 血尿　关键词
• 水肿：多为眼睑、颜面水肿
• 高血压　秒杀技

3. 治疗

• 防止和延缓肾功能进行性恶化
• 低蛋白、低磷饮食
• 降压药物的选择：血管紧张素转化酶抑制剂（ACEI）或血管紧张素 II 受体拮抗剂（ARB）

4. 护理

• 蛋白质的摄入量为每日每千克体重 0.6 ~ 0.8 g，其中 60% 以上为优质蛋白　秒杀技
• 尿毒症早期：出现头痛、嗜睡、呕吐、少尿等症状
• 避免应用对肾脏有毒性的药物，如链霉素、庆大霉素和卡那霉素等

第三节　肾病综合征

一、病理

肾小球滤过膜通透性增强，大量血浆蛋白漏

出，形成蛋白尿。

二、临床表现 必考点

- 大量蛋白尿：尿蛋白＞3.5 g/d 秒杀技
- 低蛋白血症：血浆白蛋白＜30 g/L
- 高脂血症
- 水肿：低蛋白血症导致血浆胶体渗透压降低，水分外渗，形成水肿，是最常见、最突出体征 关键词
- 并发症：感染（是主要并发症和致死原因），血栓及栓塞，动脉粥样硬化，急性肾衰竭

三、辅助检查

- 尿液检查：24 h尿蛋白定量测定＞3.5 g
- 血液检查：血清白蛋白含量低于30 g/L，血清胆固醇及甘油三酯含量可升高

四、治疗

- 首选糖皮质激素：起始用量要足；减撤药物要慢；维持用药要久，服半年或更久 秒杀技
- 若效果不理想，加用免疫抑制剂（环磷酰胺）
- 严重水肿、体腔积液者应卧床

五、护理

- 一般给予正常量[1.0 g/(kg · d)]的高生物效价的优质蛋白（动物蛋白）
- 盐的摄入量不超过3 g/d
- 水的摄入量应根据病情而定，高度水肿而尿量少者应严格控制摄入量
- 长期使用激素者应注意有无消化性溃疡、继发感染、骨质疏松、高血压、糖尿病、满月脸及向心性肥胖等不良反应

小贴士

在我国由慢性肾小球肾炎引起的慢性肾衰竭为多见

第四节　慢性肾衰竭

一、临床表现

秒杀技

- 消化系统：食欲减退、恶心、呕吐，是最早、最常出现的症状，多有口腔尿臭味
- 心血管系统：高血压（与水钠潴留有关）和心力衰竭（尿毒症患者最常见的死亡原因）
- 呼吸系统：酸中毒时呼吸深而长

关键词

- 血液系统：贫血主要是由于红细胞生成减少
- 骨骼系统：肾性骨病
- 皮肤表现：尿素霜沉积引起瘙痒
- 水、电解质紊乱
  - 少尿期：高钾、高磷、高镁、低钠、低钙、低氯
  - 多尿期：低钠、低钾

二、辅助检查　关键词

- 尿沉渣有管型、蜡样管型，对诊断有意义
- 内生肌酐清除率降低是肾衰竭的敏感指标
- 尿比重低，夜尿增多

三、治疗

- 每日液体入量用前1d出液量和不显性失水（呼吸、大便等）加500mL来计算
- 重组人促红素是治疗肾性贫血的首选药

四、护理

（1）给予高维生素、高热量、低钠、优质低蛋白、低磷、高钙饮食。

关键词

（2）采集血钾标本时针筒要干燥，采血部位的结扎勿过紧，采血后沿试管壁注入。

(3) 忌食含钾量高的食物和药物。

(4) 忌输库存血。

第五节　急性肾衰竭

一、病因

- 肾前性：休克、腹泻、呕吐、大面积烧伤造成急性血容量不足
- 肾性：肾小球疾病、肾小管坏死
- 肾后性：急性尿路梗阻

二、临床表现

- 少尿期：少尿或无尿，进行性氮质血症，水、电解质和酸碱平衡失调（高磷、高钾、低钙、低钠、低氯）等　必考点
- 多尿期：肾功能开始恢复的标志，每日尿量超过 400 mL　关键词
- 恢复期：逐渐恢复正常

三、治疗及护理　关键词

(1) 限制蛋白质摄入：给予高生物价优质蛋白，每日每千克体重 0.8 g；接受透析的患者蛋白质摄入量为每日每千克体重 1.0 ~ 1.2 g。

(2) 减少钾的摄入：尽量避免食用含钾多的食物。

(3) 发生高血钾时配合医生紧急处理：静脉滴注 5% 碳酸氢钠 100 ~ 200 mL 或缓慢静脉注射 10% 葡萄糖酸钙 10 mL，以拮抗钾离子对心肌及其他组织的毒性作用。

小贴士

高钾血症是急性肾衰竭最严重的并发症，是最常见的死亡原因

小贴士

磷酸钙及磷酸镁铵结石易在碱性尿中形成，尿酸结石和胱氨酸结石在酸性尿中形成

第六节 尿石症

一、临床表现

临床表现

- 肾和输尿管结石（☆必考点）：主要表现是与活动有关的疼痛和血尿（关键词）
  - ①疼痛。肾结石可引起肾区疼痛伴肋脊角叩痛
  - ②血尿。疼痛和血尿相继出现是肾和输尿管结石的特点
- 膀胱结石：典型症状是排尿突然中断，改变体位后可继续排尿
- 尿道结石：表现为排尿困难、点滴状排尿及尿痛

二、辅助检查

秒杀技

- 泌尿系X线检查：90%以上的结石能在正、侧位平片中被发现
- B超检查：可发现X线检查中不能显示的小结石和透X线结石

三、处理原则

1. 肾和输尿管结石

- 非手术治疗：适用于结石＜0.6 cm、光滑的无尿路梗阻或感染的肾功能正常者
- ☆必考点 体外冲击波碎石（ESWL）：对大多数上尿路结石，若结石以下输尿管通畅、无狭窄可使用此法，最适用于直径＜2.0 cm的结石。两次治疗至少间隔10～14 d

2. 膀胱结石

经尿道膀胱镜取石或碎石术：适用于结石直径＜3 cm者。

四、护理

(1) 大量饮水，保持每日饮水量在3 000 ml以上，保持每日尿量在2 000 ml以上。秒杀技

(2) 肾绞痛患者可遵医嘱服用解痉止痛药物。

(3) 在病情允许的情况下指导患者进行适当跳跃活动，有助于结石排出。

(4) 进行肾结石体外冲击波碎石治疗后叮嘱患者向患侧卧位48～72 h，卧床休息1周。

关键词 (5) 接受肾实质切开取石及肾部分切除的患者，应绝对卧床2周，以减轻肾的损伤，防止再出血。

小贴士

饮食指导：含钙结石限制含钙、草酸成分多的食物。牛奶、豆制品、巧克力、坚果含钙成分多；浓茶、菠菜、番茄、土豆、芦笋含草酸成分多；尿酸结石者不宜食用含嘌呤高的食物，如动物内脏等

第七节　泌尿系统损伤

一、肾损伤

1. 原因

关键词

腹部或腰背部受到外力冲撞或挤压是肾损伤的最常见原因。

2. 分类

分类	病理改变	处理
肾挫伤	包膜下水肿，损伤如涉及肾集合系统可有少量血尿	观察，可自愈
肾部分裂伤	形成肾周血肿或明显血尿	绝对卧床休息2～4周 秒杀技
肾全层裂伤	引起广泛的肾周血肿、严重血尿和尿外渗	立即手术

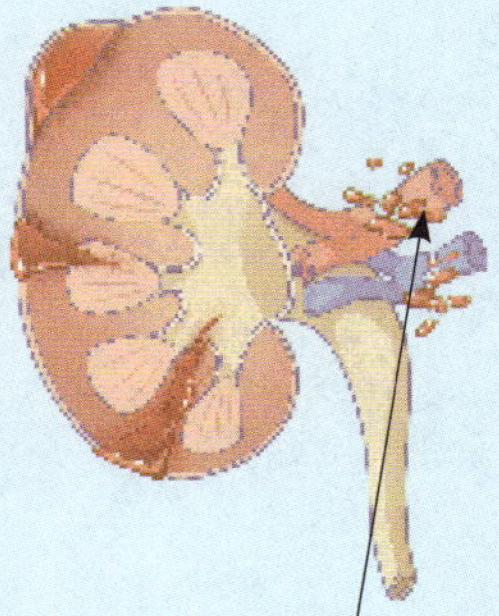

小贴士 1

表现：血尿+疼痛+腰、腹部肿块=肾损伤

小贴士 2

大多数闭合性膀胱破裂是由骨盆骨折所致

分类	病理改变	处理
肾蒂损伤	引起大出血，患者常来不及接受诊治就已死亡	立即手术

3. 检查

秒杀技

- 血尿是诊断肾损伤的重要依据
- CT 为首选检查

4. 护理

(1) 绝对卧床休息 2 ~ 4 周，待病情稳定、血尿消失后可离床活动。

(2) 恢复后 2 ~ 3 个月内不宜从事重体力劳动，不宜做剧烈运动。

二、膀胱损伤

1. 临床表现

(1) 休克：合并骨盆骨折。

(2) 腹痛：腹膜刺激征、血尿、排尿困难。

2. 检查

(1) 膀胱造影是确诊膀胱破裂的主要手段。

(2) 膀胱注水试验：从导尿管注入灭菌生理盐水 200 mL，若液体进出量差异很大，提示膀胱破裂。

3. 治疗

(1) 非手术治疗：留置尿管 7 ~ 10 d。

(2) 手术治疗：耻骨上膀胱造瘘术。

(3) 术后冲洗导管：连续或间断，滴速为 60 滴/min，每 30 min 开放 1 次，每次冲洗量不宜超过 100 mL，接受膀胱部分切除术者每次的冲洗量应小于 50 mL。

(4) 拔管时间：一般为 5 ~ 10 d；长期留置时，每 4 周更换 1 次。

三、尿道损伤

1. 分类 必考点

分类
- 前尿道损伤
  - 最易损伤：球部，骑跨伤
  - 表现：尿道口鲜血溢出；会阴、阴囊部尿外渗
  - 治疗：尿道吻合术，保留尿管3周
- 后尿道损伤
  - 最易损伤：膜部，骨盆骨折
  - 表现：骨盆分离试验阳性，易休克；前列腺和膀胱尿外渗
  - 治疗：耻骨上膀胱造瘘术

2. 检查

（1）导尿可用于检查尿道是否连续、完整。

（2）逆行尿道造影是确定尿道损伤程度的主要方法。

3. 护理

（1）术后常规留置导尿管 2～4 周，术后第 3 天开始服用缓泻剂。

关键词

秒杀技（2）尿道狭窄者应定期进行尿道扩张。

巧记口诀

前骑球后膜骨

骑跨伤—前尿道—球部

骨盆骨折—后尿道—膜部

器械操作不当—球膜部交界处

第八节　尿路感染

一、病因

必考点

病因
- 致病菌：以革兰氏阴性杆菌为主，以大肠埃希菌最多见
- 感染途径
  - 上行感染：最常见的感染途径
  - 血行感染
  - 淋巴管感染
  - 直接感染
- 易感因素
  - 尿路梗阻
  - 机体抵抗力减弱
  - 女性尿道宽、短、直

二、临床表现

分类	临床表现
膀胱炎	主要表现为尿频、尿急、尿痛，一般无全身感染症状
急性肾盂肾炎	发热+腰痛+膀胱刺激征，有白细胞管型 关键词
慢性肾盂肾炎	低热、乏力，尿细菌培养呈阳性；膀胱刺激征

三、辅助检查

1. 尿常规

尿沉渣白细胞、红细胞（秒杀技）计数增加，其中以白细胞为最常见，＞5个/HP（关键词）。若见白细胞（或脓细胞）管型，则对肾盂肾炎有诊断价值。

2. 尿细菌定量培养（必考点）

清洁中段尿做细菌培养、菌落计数，当尿菌落计数≥10^5mL^{-1}可确诊为尿路感染，10^4～10^5mL^{-1}为可疑阳性，＜10^4mL^{-1}则可能是污染。

四、治疗原则

（1）急性肾盂肾炎的用药疗程通常是在症状完全消失，尿检查是阴性后，继续用药3～5 d（秒杀技），然后停药观察，之后每周复查尿常规和尿细菌培养1次，共2～3次，若均为阴性可认为临床治愈。

（2）口服碳酸氢钠片（关键词），以碱化尿液，避免尿路结晶形成。

五、护理

（1）急性发作期第1周应卧床休息。

（2）多饮水，一般每天的饮水量在2 500 mL以上。（秒杀技）

(3) 宜在使用抗生素药物前或停药后5 d收集标本。

(4) 不宜多饮水，并保证尿液在膀胱内停留6～8 h，以提高阳性率。

(5) 留取标本前用肥皂水清洗外阴、包皮，消毒尿道口。

(6) 留取中间一段尿置于无菌容器内于1 h内送检，以防杂菌生长。

第九节　良性前列腺增生

一、病因

良性前列腺增生的病因为高龄及有功能的睾丸。关键词

二、临床表现

- 尿频：最初出现的症状
- 进行性排尿困难：典型症状（必考点）
- 尿失禁、尿潴留：常在受凉、饮酒后发生

三、辅助检查

- 首选直肠指诊，其最简单易行
- 血清前列腺特异抗原（PSA）测定：排除合并前列腺癌的可能性（关键词）

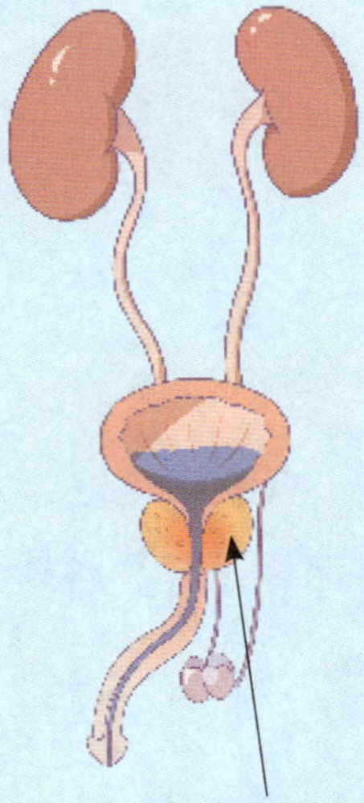

前列腺增生

四、治疗

- 急性尿潴留：导尿
- 症状轻、无尿潴留：药物治疗
- 尿路梗阻：经尿道前列腺切除术（TURP）（关键词）

五、护理

(1) 术后护理：早期护理的重点是观察和防止出血。术后常规用生理盐水持续进行膀胱冲洗1～3 d，以防血块堵塞尿管，冲洗速度可根据尿

色而定，色深则快、色浅则慢。

(2) 若TURP的术后3～5 d尿液颜色清澈，即可拔除导尿管。秒杀技

(3) 术后1～2个月内避免剧烈活动。

第十节 外阴炎

外阴炎
- 病因——经血、阴道分泌物、产后恶露、尿液、粪便的刺激等
- 临床表现——外阴瘙痒、疼痛、红肿、烧灼感
- 治疗及护理——局部治疗：1:5 000高锰酸钾溶液坐浴，每日2次，每次15～30 min，月经期间禁止坐浴（关键词）

第十一节 阴道炎

四种阴道炎的鉴别 必考点

阴道炎	主要病因	白带特点	阴道灌洗液	局部用药
滴虫阴道炎	阴道毛滴虫（性交感染）	稀薄、泡沫状	醋酸	甲硝唑
外阴阴道假丝酵母菌病	假丝酵母菌（自身传染）	豆渣样	碳酸氢钠溶液	制霉菌素
细菌性阴道病	阴道内菌群失调	臭味或鱼腥味	醋酸	甲硝唑
萎缩性阴道炎	雌激素水平降低	稀薄、淡黄色	醋酸	诺氟沙星

巧记口诀

虫子吹泡泡，人老珠黄，白豆腐渣

1. 用药指导

甲硝唑服药期间及停药后24 h内禁酒，12～24 h不宜哺乳。替硝唑服药期间及停药后72 h内禁酒，72 h内不宜哺乳。

2. 复查指导

(1) 指导患者配偶同时进行治疗。

(2) 滴虫阴道炎、细菌性阴道病，在月经干净后复查。

(3) 外阴阴道假丝酵母菌病，在月经前复查。

(4) 连续3次检查阴性者为治愈。

第十二节　宫颈炎和盆腔炎

一、急性宫颈炎

- 病因：多由淋球菌、沙眼衣原体引起
- 表现：大量脓性白带，宫颈充血、肿大，有脓性白带从宫口流出
- 治疗：全身抗生素治疗　关键词

二、慢性宫颈炎

1. 病因

主要因感染葡萄球菌、链球菌、大肠埃希菌及厌氧菌等致病菌引起。

2. 表现（宫颈息肉、肥大）

分类依据	类型	含义
糜烂面积大小	轻度	糜烂面积小于整个宫颈面积的1/3
	中度	糜烂面积占整个宫颈面积的1/3～2/3
	重度	糜烂面积占整个宫颈面积的2/3以上
宫颈糜烂的深浅程度	单纯型、颗粒型和乳突型	

3. 治疗（以局部治疗为主）

（1）物理治疗：目前糜烂最常用的有效治疗方法，常用激光、冷冻、微波等。

关键词

（2）药物治疗：局部上药。

（3）手术治疗：息肉摘除或宫颈锥切术。

三、盆腔炎（多发生于性活跃期的育龄妇女）

1. 病因

常见于产后感染、宫腔内手术操作后感染、性生活不洁或过频、经期不注意卫生、邻近器官炎症蔓延等。

2. 临床表现

①寒战、高热。②下腹坠胀。③附件结构增厚。（本质：结缔组织炎症）

3. 检查

关键词

怀疑是盆腔脓肿时可进行阴道后穹隆穿刺。

4. 治疗

主要为抗生素治疗，必要时采取手术治疗。

秒杀技

第十三节　功能失调性子宫出血

关键词

一、无排卵性功血（多发生于青春期与绝经过渡期妇女）

1. 临床表现

- 经期长短不一
- 月经量多少不一

2. 检查

- 处于增生期的子宫内膜
- 基础体温测定：呈现单相曲线

小贴士

诊断性刮宫：拟确定卵巢排卵功能或了解子宫内膜增生程度时，宜在经前期或月经来潮6 h内刮宫。若子宫内膜不规则脱落则在月经第5～7天进行诊断性刮宫

3. 治疗 ☆ 必考点

- 青春期：止血（雌激素）、调周期（孕激素）、促排卵
- 绝经过渡期：止血、调周期、减少经血量、防止子宫内膜恶变
- 刮宫术：止血及排除子宫内膜癌变

二、有排卵性功血

- 黄体功能不足
  - 月经周期缩短，月经频发（周期＜21 d）
  - 关键词 双相体温期缩短（高温相＜11 d）
  - 促进卵泡发育，诱发排卵，常用雌激素、hCG 和黄体酮治疗
- 子宫内膜不规则脱落
  - 月经周期正常，经期延长，可达 9 ~ 11 d，出血量可多可少
  - 高温相下降缓慢
  - 第 5 ~ 6 天子宫内膜处于分泌期
  - 调节下丘脑 - 垂体 - 卵巢轴的功能，促进黄体萎缩常用孕激素

第十四节 痛 经

一、病因

前列腺素合成和释放异常。

二、临床表现

关键词

主要临床表现为阵发性、痉挛性下腹疼痛。最早出现疼痛的时间为经前 12 h，第 1 天来潮最剧烈，2 ~ 3 d 后疼痛得到缓解。 秒杀技

小贴士 1

- 雌激素：短期内修复创面而止血
- 孕激素：使增生期的子宫内膜转化为分泌期，停药撤退性出血

小贴士 2

- 痛经→前列腺素；子宫肌瘤→雌激素
- 乳腺癌→雌激素、孕激素；前列腺增生→雄激素

三、治疗

避免过度劳累，对症治疗。

四、护理

（1）缓解疼痛：局部热敷，遵医嘱使用止痛药。

（2）口服避孕药抑制子宫内膜生长，也可用布洛芬以减少前列腺素的释放。

第十五节　围绝经期综合征

关键词

围绝经期综合征是指由于性激素减少导致的一系列变化，多发生于45～55岁女性。

一、病因

卵巢功能衰退，致雌激素水平下降。

二、临床表现

- 月经改变：月经紊乱、闭经
- 全身症状：血管舒缩症状和精神神经症状，如阵发性潮热
- 代谢障碍：表现为骨质疏松等

关键词

三、治疗

（1）补充钙剂、维生素D、降钙素等，预防骨质疏松。

（2）激素替代治疗：适用于因性激素缺乏而出现或将要出现健康问题的妇女。以补充雌激素为关键。不明原因的子宫出血、肝胆疾病、血栓性静脉炎等患者不宜使用激素替代治疗。

第十六节　子宫内膜异位症

异位子宫内膜可侵犯任何部位，以卵巢最常见。子宫内膜异位症一般见于生育年龄妇女，多发生于25～45岁。

一、临床表现

★必考点

- 继发性痛经，进行性加重
- 不排卵→不孕
- 性交痛
- 痛性结节

二、辅助检查

关键词

- 首选B超
- 确诊：腹腔镜检查是诊断子宫内膜异位症的最佳方法

三、治疗

- 期待治疗：适用于症状较轻、有生育要求者
- 药物治疗：性激素抑制治疗使患者假孕或假绝经，常用孕三烯酮和达那唑
- 抑制疼痛：采用非甾体抗炎药，如吲哚美辛
- 手术治疗：腹腔镜为首选手术方法

秒杀技

第十七节　子宫脱垂

一、病因

关键词

- 分娩损伤：最主要的病因
- 在产褥期过早进行体力劳动
- 腹压长期过高
- 盆底组织退行性变或发育不良

二、分度

分度	分型	表现
Ⅰ度	轻型	宫颈外口距处女膜缘小于4cm，未达处女膜缘
	重型	宫颈外口已达处女膜缘，但未超出该缘

小贴士

Ⅰ度脱垂可使用子宫托，早上放入阴道，睡前取出消毒备用

分度	分型	表现
Ⅱ度	轻型	宫颈已脱出阴道口，宫体仍在阴道内
	重型	宫颈和部分宫体已脱出阴道口
Ⅲ度		宫颈及宫体全部脱出阴道口

三、治疗及护理

(1) 术前5 d开始，Ⅰ度脱垂患者应用1∶5000的高锰酸钾或0.2‰碘伏坐浴，每日2次。

(2) 凡保守治疗无效或Ⅱ、Ⅲ度子宫脱垂者均可根据年龄、生育要求、全身状况采取不同的手术方式。

(3) 术后卧床休息7～10 d。关键词

(4) 子宫脱垂术后患者宜采取。平卧位。

(5) 术后休息3个月，避免重体力劳动半年，禁止性生活及盆浴。

第十八节　急性乳腺炎

急性乳腺炎好发于产后3～4周，以初产妇为多见。

一、病因

- 乳汁淤积：最常见的原因
- 细菌入侵：多为金黄色葡萄球菌感染所致

二、临床表现 必考点　秒杀技

- 患侧乳房红、肿、热、痛 关键词
- 患侧腋窝淋巴结肿大，有触痛
- 严重者乳房形成脓肿，有波动感

三、辅助检查

（1）血常规：白细胞计数及中性粒细胞比例均升高。

（2）诊断性穿刺：抽到脓液表明脓肿已形成。

秒杀技

四、治疗

- 控制感染，排空乳汁
- 脓肿形成前，进行抗生素（青霉素）治疗
- 脓肿形成后，切开引流

五、护理

（1）食用高蛋白、高热量、高维生素、低脂肪食物，保证足够的液体入量。

关键词

（2）防止乳汁淤积：患侧暂停哺乳。

（3）局部热敷或用宽松的胸罩托起两侧乳房。

（4）水肿明显者可用25%硫酸镁溶液湿热敷。

（5）脓肿处理：脓肿形成后，及时做脓肿切开引流。

（6）为避免损伤乳管而形成乳瘘，切口呈放射状至乳晕处。

（7）乳晕部脓肿：可沿乳晕边缘做弧形切口。

（8）深部脓肿明确诊断后：在乳房下缘做弓形切口。

第十章 精神障碍患者的护理

第一节 精神障碍症状学

常见精神障碍症状

- 自知力
  - 自知力缺乏是精神病患者持有的表现
  - 自知力完整是精神病患者病情痊愈的重要指标之一
- 意志障碍
  - 意志增强
  - 意志减退
  - 意志缺乏
  - 木僵：保持固定姿势，不语，不食，不动 关键词
  - 蜡样屈曲：四肢任人摆布，各种姿势能保持不变
- 情感障碍
  - 情感高涨
  - 欣快
  - 情绪低落：见于抑郁症
  - 焦虑
  - 情感淡漠
  - 情感暴发
- 定向力障碍
- 智能障碍
  - 精神发育迟滞、痴呆
- 感觉障碍
  - 感觉过敏：轻微接触皮肤，即感觉疼痛难忍
  - 感觉减退：刺激的感受性降低
  - 内感性不适：难以描述和定位
- 知觉障碍
  - 错觉：对客观事物歪曲的知觉，如杯弓蛇影 关键词
  - 幻觉：幻听（最常见）、幻视、幻嗅、幻味、幻触、内脏幻觉等
  - 感知综合障碍：整体感知正确，对事物个别属性感知错误，如感觉自己一只眼睛大、一只眼睛小

常见精神障碍症状

- 思维障碍
  - 思维形式障碍
    - 联想障碍
      - 思维奔逸：见于躁狂症
      - 思维迟缓：见于抑郁症
      - 思维贫乏：见于精神分裂症、精神发育迟缓
      - 思维散漫：见于精神分裂症
      - 思维破裂：见于精神分裂症
      - 病理性赘述：见于老年性精神障碍
    - 思维逻辑障碍：象征性思维、语词新作、逻辑倒错性思维
    - 异己体验：思维中断、强制性思维
- 思维障碍
  - 内容思维障碍（妄想：病理性的歪曲信念）
    - 关键词
    - 被害妄想：最常见
    - 关系妄想：指桑骂槐
    - 物理影响妄想：被控制感
    - 夸大妄想：神仙、大帅、大王、富豪
    - 罪恶妄想
    - 疑病妄想：内脏烂了、胃没了
    - 钟情妄想
    - 嫉妒妄想
- 注意障碍
  - 注意增强、减退、涣散、转移、狭窄
- 记忆障碍
  - 记忆增强、记忆减退、遗忘（顺行性、逆行性、进行性、界限性）、错构、虚构

第二节 精神分裂症

一、病因

遗传因素在精神分裂症的发病中起着重要的作用。

二、临床表现

1. 阳性症状

关键词

(1) 幻觉：幻听最常见。

(2) 被动体验：

- 思维中断：突然中断，停 2 min 开始新话题
- 强制性思维
- 思维被揭露感或被洞悉感

2. 阴性症状

情感淡漠或平淡。

3. 临床分型

关键词

- 偏执型：最常见，以幻觉、妄想为主要表现
- 青春型：青少年期，思维散漫、幼稚，社会功能明显受损
- 紧张型：以紧张综合征为主要表现，木僵、蜡样屈曲、刻板
- 单纯型：主要为阴性症状，无自制力，预后差

三、治疗

1. 原则

(1) 早发现，早诊断，早治疗，降低未治率，足量足疗程，单一用药。

(2) 第一次发病是治疗关键。

(3) 首次发作药物维持 1～2 年，多次发作药物维持至少 5 年。

秒杀技

2. 药物

- 经典抗精神分裂症药：氯丙嗪、奋乃静、氟哌啶醇、舒必利
- 非经典抗精神分裂症药：氯氮平、利培酮、奥氮平 秒杀技

3. 对药物治疗无效或不能耐受者

电抽搐治疗。秒杀技

四、护理

- 对有暴力、自杀倾向的患者：每15～30 min巡视病房1次，确保患者安全，防止自杀、自伤、伤人
- 对有严重自杀倾向的患者设专人护理
- 药物治疗：看着患者服下方可离开

第三节 抑郁症

一、病因

- 遗传因素
- 神经生化因素：去甲肾上腺素、5-羟色胺、多巴胺分泌紊乱
- 社会因素
- 心理因素

二、临床表现 关键词

- 核心症状：心境或情绪低落、兴趣减退及乐趣丧失三主征
- 心理症状群：自杀观念和行为（半数患者会出现）
- 躯体症状群：睡眠紊乱（早醒），晨重夜轻

三、治疗

秒杀技

- 5-羟色胺再摄取抑制剂：氟西汀、帕罗西汀
- 起效时间为 2～4 周，治疗 4～6 周无效考虑换药，首次发作用药 6～8 个月

四、护理

关键词

- 保证抑郁患者安全的需要是重要的护理工作内容之一
- 增强责任心，严防自杀
- 心理护理：鼓励患者抒发自己的痛苦感受
- 不可擅自加药、减药或停药

第四节 焦 虑 症

一、病因

- 遗传因素
- 神经生化因素：苯二氮䓬受体（秒杀技）
- 社会心理因素：未获得解决的无意识冲突

二、临床表现

- 广泛性焦虑：过分担心引起焦虑
- 惊恐障碍：濒死感，自主神经功能紊乱

三、治疗

- 苯二氮䓬类药物：地西泮、阿普唑仑、劳拉西泮
- 心理治疗：包括焦虑控制训练和认知重建

四、护理

- 建立信任，协调护患关系
- 指导放松的技巧

第五节 强迫症

一、病因

5-羟色胺系统功能增高与强迫症发病有关。

二、临床表现 关键词

- 强迫思想：强迫怀疑、强迫性穷思竭虑、强迫联想、强迫表象、强迫回忆
- 强迫情绪
- 强迫意向
- 强迫行为
- 强迫询问
- 强迫性仪式动作
- 强迫性迟缓

三、治疗

- 药物治疗+心理治疗
- 氯米帕明：2~3周后显效，疗程不少于6个月

四、护理

- 要同情、关心、充分理解患者，尽量避免其他患者的不良干扰
- 以预防、自我控制法、阳性强化行为治疗法帮助患者缓解症状

第六节 癔症

一、病因 关键词

- 精神因素：精神紧张、恐惧是引发癔症的重要因素
- 遗传因素
- 神经心理学：分离（转化）性焦虑

小贴士

癔症患者有较明显的人格缺陷：以自我为中心、富于幻想

二、临床表现

- 解离性障碍：分离性遗忘、分离性漫游、分离性身份识别障碍、分离性精神病（分离性木僵、分离性附体障碍）
- 转化性障碍：运动障碍、抽搐发作、感觉障碍

三、治疗

- 心理治疗：暗示治疗、催眠治疗、解释性心理治疗、分析性心理治疗、行为治疗和家庭治疗
- 药物治疗：抗焦虑药、抗精神病药

四、护理

(1) 保持不批判的态度来接纳患者的躯体症状。

(2) 在患者疑病的相关问题上，医生、护士一定要保持高度一致。

(3) 不过分关心，不表示轻视，不表现得惊慌失措，避免其他患者围观。

第七节 睡眠障碍

一、失眠

失眠是指在有充分睡眠机会和良好睡眠环境的情况下，主诉睡眠始动、维持困难或醒得太早（关键词），或长期存在睡眠后不能恢复精力或质量令人不满意，并伴随明显的苦恼或影响到日间的社会、职业功能。

1. 临床表现

- 适应性失眠（急性失眠）：起病与明确的应激有关，病期相对短暂
- 心理生理性失眠：主诉从小时候或成年早期即有失眠
- 矛盾性失眠：主诉严重失眠，但没有客观的睡眠异常的证据

2. 治疗

- 心理行为治疗
- 镇静催眠类药物治疗：苯二氮䓬类和非苯二氮䓬类药物，连续使用一般不宜超过4周

二、过度嗜睡

过度嗜睡是指日间睡眠过度，或反复短暂睡眠发作，或觉醒维持困难的状况，并且无法用睡眠不足来解释。发作期间可给予中枢兴奋剂，如哌甲酯。

第八节　阿尔茨海默病

秒杀技

阿尔茨海默病（AD）是一种不可逆的神经系统变性疾病，主要临床表现是痴呆综合征。

一、病因

- 遗传学
- 社会心理因素：病前性格孤僻，兴趣狭窄

小贴士

- AD是一种中枢神经系统原发性退行性变性疾病
- 形态学上出现：大脑皮质萎缩
- 特征性病理改变：神经原纤维缠结及老年斑

二、临床表现

关键词

- 记忆障碍：早期突出症状
- 言语障碍：讲话絮叨，病理性
- 智力障碍：智力全面减退
- 人格改变：额叶、颞叶受累
- 神经系统：多见于晚期患者，口面部不自主动作，如吮吸、噘嘴

三、检查

关键词

心理学检查是诊断有无阿尔茨海默病及阿尔茨海默病严重程度的重要方法。

四、治疗

秒杀技

- 乙酰胆碱酯酶抑制剂：促进代谢或改善认知
- 多奈哌齐（安理申）：改变认知功能
- 重酒石酸卡巴拉汀（艾斯能）：用于治疗轻度、中度阿尔茨海默病

五、护理

（1）建议患者使用记事本等协助记忆。

（2）鼓励患者自行进食，延缓功能衰退。

（3）患者会出现大小便不知如厕，找不到厕所、随地大小便或尿湿衣裤的情况，所以厕所外要有明显标识，要定时引导患者如厕。

（4）白天尽量不让患者睡觉，可安排患者做一些益智游戏和手工活动；睡前给患者用温水泡脚。

关键词

（5）禁止患者单独外出，外出时应有人陪伴，给患者佩戴身份识别卡（注明姓名、地址、联系人、电话等），以在其走失时方便寻找。

第十一章 损伤、中毒患者的护理

第一节 创伤患者的护理

一、分类

- 闭合伤：挫伤、扭伤、挤压伤、爆震伤
- 开放伤：擦伤、刺伤、切割伤、裂伤、撕脱伤、火器伤

二、创伤修复

- 伤口感染是影响创伤修复的最常见局部因素
- 一期愈合：组织修复以原来细胞为主
- 二期愈合：以纤维组织修复为主

三、临床表现

关键词

(1) 局部表现：疼痛、肿胀、瘀斑、功能障碍、伤口有出血。

(2) 全身表现：轻伤患者无明显的全身症状。

(3) 并发症：重度创伤患者继发感染或伴有休克时，可诱发多系统器官功能障碍。

四、治疗原则

- 闭合伤：无内脏损伤，无须特殊处理，可自行恢复
- 开放伤：伤后 12 h 内用破伤风抗毒素，伤后 6~8 h 可用清创术

五、护理

护理措施—急救
- 抢救生命，优先处理危及生命的紧急情况
- 判断伤情
- 呼吸支持，立即清理口腔异物，开放气道，维持呼吸道通畅

小贴士

挤压伤严重者可发生以肌红蛋白尿和高血钾为特征的急性肾衰竭及休克，称为挤压伤综合征

小贴士

• 疑有脊柱骨折：应3人以平托法或滚动法将患者平卧于硬板床上，防止脊髓损伤

• 胸部损伤重者：宜取伤侧向下的低斜坡卧位，以利健侧呼吸

• 转运患者：转运途中患者的头部应朝后，避免脑缺血

关键词

护理措施
- 急救
  - 迅速有效止血，用止血带止血时一般每隔0.5～1 h放松2～3 min
  - 维持循环功能稳定
  - 包扎伤口
  - 妥善固定骨折
  - 安全转运患者
- 软组织闭合性创伤的护理
  - 观察病情（注意挤压伤患者是否发生急性肾衰竭）
  - 局部制动，抬高患肢15°～30°
  - 配合局部治疗，早期局部冷敷
  - 促进功能恢复
- 软组织开放性创伤的护理
  - 换药：清洁伤口→污染伤口→感染伤口
  - 肉芽伤口处理
    - 肉芽水肿：5%氯化钠溶液湿敷
    - 脓多而稀：0.1%乳酸依沙吖啶
    - 脓稠厚而多：石灰硼酸溶液（优锁）

第二节　烧伤患者的护理

一、临床分期

秒杀技

- 急性体液渗出期：休克是烧伤后48 h内患者死亡的主要原因
- 感染期：创面从渗出逐渐转化为以吸收为主，病原菌易感染
- 修复期：创面开始得到修复
- 康复期

二、临床表现

1. 烧伤面积　必考点

(1) 中国新九分法：

部位	成人各部位面积/%	小儿各部位面积/%
头颈	头部3、面部3、颈部3	9+（12－年龄）
双上肢	双手5、双前臂6、双上臂7	9×2
躯干	腹侧13、背侧13、会阴1	9×3
双下肢	双臀5、双小腿13、双足7、双大腿21	46－（12－年龄）

（2）手掌法：以患者本人5指并拢的1个手掌面积约为1%计算，适用于较小面积烧伤的估测。秒杀技

2. 烧伤深度 必考点

- Ⅰ度：伤及表皮浅层，有红斑、烧灼感
- Ⅱ度
  - 浅Ⅱ度：伤及表皮的生发层、真皮乳头层，有大小不一的水疱，疼痛剧烈
  - 深Ⅱ度：伤及真皮层，有小水疱；痛觉消失
- Ⅲ度：伤及皮肤全层，甚至达到皮下、肌肉及骨骼；碳化，焦痂

3. 烧伤严重程度

- 轻度烧伤：Ⅱ度烧伤面积＜10%
- 中度烧伤：Ⅱ度烧伤面积为10%～30%，或Ⅲ度烧伤面积＜10%
- 重度烧伤：烧伤总面积为31%～50%，或Ⅲ度烧伤面积为11%～20%
- 特重烧伤：烧伤总面积＞50%，或Ⅲ度烧伤面积＞20%，或已有严重并发症

巧记口诀

三、三、三，五、六、七，十三、十三、会阴一，五、七、十三、二十一

烧伤分度

小贴士

持重烧伤晶液体、胶体溶液比例为1：1

三、护理措施

1. 现场救护

- 迅速脱离热源 关键词
- 抢救生命：急救的首要原则
- 预防休克
- 保护创面和保温
- 尽快转运：头在后，足在前，改善脑供血

2. 静脉输液

液体疗法是防治烧伤休克的主要措施。

秒杀技 (1) 早期补液方案： 必考点

- 第1个24 h补液量＝体重（kg）×烧伤面积（%）×1.5 mL，另加每日生理需水量2 000 mL 秒杀技
- 电解质液和胶体液的体积比一般为2：1
- 烧伤后第2个24 h补液量为第1个24 h补液量的1/2

(2) 液体种类： 秒杀技

- 晶体液首选平衡盐溶液，胶体液首选血浆
- 补液原则：先晶后胶、先盐后糖、先快后慢，胶体液与晶体液交替输入 关键词
- 由于烧伤后第1个8 h内渗液最快，应在首个8 h内输入上述总量的1/2

(3) 观察指标：

- 判断血容量的最可靠指标：尿量 必考点
- 成人尿量＞30 mL/h，有血红蛋白尿时应使尿量维持在50 mL/h以上

(4) 创面护理：

- 包扎疗法：减轻疼痛，预防感染，包扎后抬高患肢，保持功能位
- 暴露疗法：适用于Ⅲ度烧伤、特殊感染

第三节　咬伤患者的护理

一、毒蛇咬伤

毒蛇咬伤
- 病因
  - 神经毒素：金环蛇、银环蛇
  - 血液毒素：竹叶青蛇、五步蛇
  - 混合毒素：眼镜蛇、蝮蛇
- 临床表现
  - 局部疼痛，肢体肿胀
  - 全身虚弱、口周感觉异常
- 护理措施
  - 现场急救
    - 镇静：患者切勿惊慌奔跑
    - 环形缚扎：立即在伤口的近心端 10 cm 处用止血带或布带等环形结扎
    - 伤口排毒：自伤口向远心端挤压
    - 转送患者：伤肢不宜抬高
  - 急诊护理：患肢下垂，用 3% 过氧化氢溶液或 1:5 000 高锰酸钾冲洗胰蛋白酶直接分解蛇毒

关键词

二、犬咬伤

秒杀技

犬咬伤
- 病因
  - 主要由犬传播，传染源主要是病犬，其次为病猫及病狼等
  - 狂犬病病毒进入人体后首先感染肌细胞
- 临床表现
  - 前驱期或侵袭期，早期症状是在伤口及其附近感觉异常，有麻、痒、痛及蚁走感等
  - 兴奋期，出现极度恐惧、恐水、怕风、发作性咽肌痉挛、呼吸困难、排尿和排便困难、多汗、流涎等。恐水是狂犬病的特殊症状
  - 麻痹期，最终因呼吸肌麻痹而死亡

关键词

- 犬咬伤
  - 治疗原则
    - 使用单室进行严格隔离，由专人护理，防止一切声、光、风等刺激，一旦发生痉挛，立即遵医嘱使用巴比妥类镇静药（关键词）
    - 对症处理，防治各种并发症
  - 护理措施
    - 保持呼吸道通畅
    - 预防感染
    - 健康教育
      - 对被允许圈养的犬，定期注射疫苗
      - 当被抓伤但无明显伤痕，或被犬舔，或与病犬密切接触时，尽早注射狂犬疫苗
      - 立即就地冲洗伤口，用大量清水反复、彻底冲洗
      - 及时到正规医院处理

第四节　腹部损伤患者的护理

一、分类

- 开放性损伤：利器或火器所致，最多见器官为肝
- 闭合性损伤：钝性暴力所致，最多见器官为脾

二、临床表现

- 实质性脏器破裂：肝、脾、肾和大血管，主要表现为腹腔内出血、失血性休克　秒杀技
- 空腔脏器破裂：胃肠道、胆囊、膀胱，以腹膜炎表现为主

三、辅助检查

- 实质性脏器破裂：腹腔穿刺抽出不凝血
- 空腔脏器破裂：腹部平片可见膈下游离气体

四、护理

1. 急救

关键词

(1) 应先抢救威胁生命的伤情，未明确诊断前

禁用吗啡等止痛剂。关键词

(2) 禁食，胃肠减压。

(3) 对有内脏脱出者，一般不可将内脏回纳腹腔以免污染，可用消毒或清洁碗盖住脱出的内脏。

2. 腹腔脏器损伤“四禁” 必考点

禁灌肠、禁泻药、禁用吗啡、禁食禁饮。

3. 手术护理

- 手术前护理
- 手术后护理：术后血压平稳者改为半卧位；术后禁食 2～3 d，待肠蠕动恢复、肛门排气后停止胃肠减压；鼓励早期活动

4. 腹腔脓肿

- 盆腔脓肿：最常见，直肠或膀胱刺激征
- 膈下脓肿：患侧季肋部持续钝痛
- 肠间脓肿：非手术治疗

第五节 一氧化碳中毒患者的护理

一、病因

CO 与红细胞内血红蛋白结合形成碳氧血红蛋白。

二、临床表现 必考点

- 轻度中毒：COHb 浓度为 10%～30%
- 中度中毒：COHb 浓度为 30%～50%
- 重度中毒：COHb 浓度 > 50%
- 迟发性脑病：抢救清醒后，2～60 d 假愈，出现精神意识障碍等症状，多在急性中毒后 1～2 周内发生

小贴士 1

怀疑患者有腹腔内出血时应考虑剖腹探查

小贴士 2

拆线时间：头颈面部于手术后 4～5 d，下腹部及会阴部于手术后 6～7 d，胸部、上腹部、背部于手术后 7～9 d，四肢于手术后 10～12 d，减张缝合伤口于手术后 14 d

小贴士 3

CO 中毒 = 煤气炉 + 口唇樱桃红 + 碳氧血红蛋白 (COHb) ↑

三、辅助检查

关键词

血液 COHb 测定是对确诊有价值的指标。

四、治疗原则

1. 保持呼吸道通畅

立即将患者转移至空气新鲜处，保持呼吸道通畅。

2. 纠正缺氧

轻、中度中毒患者用鼻导管高流量吸氧 8～10 L/min，对严重中毒患者给予高压氧治疗。

秒杀技

3. 对症治疗

(1) 控制高热。

必考点

(2) 防治脑水肿：常用 20% 甘露醇 250 mL 静脉快速滴注。

秒杀技

(3) 促进脑细胞功能恢复。

必考点

(4) 防治并发症及迟发性脑病：急性 CO 中毒患者苏醒后，应该休息并接受观察 2 周。

第六节　有机磷中毒患者的护理

一、发病机制

有机磷农药中毒→与体内胆碱酯酶迅速结合→乙酰胆碱酯酶失活→乙酰胆碱在体内蓄积→产生一系列中毒症状

二、临床表现

- 毒蕈碱样症状（M 样症状）：出现最早，副交感神经末梢兴奋，腺体分泌增加，瞳孔缩小

关键词

- 烟碱样症状（N 样症状）：横纹肌过度兴奋，表现为肌纤维颤动
- 中枢神经：严重时发生呼吸中枢衰竭或脑水肿死亡

小贴士

- 皮肤接触有机磷农药中毒：在 2～6 h 内出现
- 口服有机磷农药中毒：在 10 min～2 h 内出现

三、辅助检查

关键词

有机磷农药接触史、典型症状和体征、特殊大蒜气味及全血胆碱酯酶活力测定均为诊断的重要依据。

- 轻度中毒：全血胆碱酯酶活力为50%～70%
- 中度中毒：全血胆碱酯酶活力为30%～50%
- 重度中毒：全血胆碱酯酶活力在30%以下

四、治疗原则

关键词

治疗原则
- 迅速清除毒物
  - 2%碳酸氢钠：对敌百虫禁用
  - 1:5 000高锰酸钾：对硫磷忌用
  - 若皮肤接触毒物应立即离开现场，脱去被污染衣物
  - 禁用热水或乙醇擦浴
- 解毒药物
  - 抗胆碱药：阿托品（早期、足量、反复用药）
    - 中毒：烦躁不安、抽搐，应及时停药
    - 阿托品化：瞳孔扩大，皮肤潮红、口干、心率快
  - 胆碱酯酶复能剂：碘解磷定
- 对症治疗
  - 死因主要为呼吸衰竭

第七节 镇静催眠药中毒患者的护理

巴比妥类药中毒	轻度：嗜睡，注意力不集中
	重度：进行性中枢神经系统抑制
苯二氮䓬类中毒	嗜睡、头晕、意识模糊、共济失调
吩噻嗪类中毒	锥体外系反应

小贴士1

有机磷农药中毒＝有机磷农药接触史＋典型症状和体征＋特殊大蒜气味＋全血胆碱酯酶活力测定

小贴士2

急性中毒症状消失后2～3周，出现迟发性多发性神经病，主要表现为下肢瘫痪、四肢肌肉萎缩，急性中毒症状缓解后，迟发性神经病发生前，急性中毒后24～96 h突然死亡被称为"中间综合征"

非苯二氮䓬类中毒	水合氯醛中毒：心律失常，肝、肾功能损害
	格鲁米特：意识障碍
	甲喹酮中毒：呼吸抑制
	甲丙氨酯中毒：血压下降

注意：长期服用苯巴比妥的癫痫患者，不能突然停药，应逐渐减量后停药。 关键词

小贴士

- 巴比妥类中毒无特效解毒药
- 苯二氮䓬类特效解毒药为氟马西尼

第八节　酒精中毒患者的护理

一、临床表现

1. 急性中毒

- 兴奋期：血乙醇浓度达到 11 mmol/L
- 共济失调期：血乙醇浓度达到 33 mmol/L
- 昏迷期：血乙醇浓度升至 54 mmol/L（浅昏迷）或 87 mmol/L（深昏迷）

2. 戒断综合征

单纯性戒断反应、酒精性幻觉反应、戒断性惊厥反应、震颤谵妄反应。

3. 慢性中毒　秒杀技

- 韦尼克脑病：眼部可见眼球震颤、外直肌麻痹
- 科尔萨科夫综合征：近期记忆严重丧失，时空定向障碍
- 周围神经麻痹：双下肢感觉运动障碍

二、治疗

(1) 急性中毒：血乙醇浓度大于 108 mmol/L 时进行血液透析。

(2) 戒断综合征：

- 重症患者：地西泮
- 癫痫史：苯妥英钠
- 幻觉：氟哌啶醇

三、护理

- 催吐
- 保持呼吸道通畅：及时清除呕吐物，以防窒息
- 尽快使用纳洛酮
- 对躁动不安或过度兴奋者，可用小剂量地西泮，避免用吗啡、氯丙嗪、巴比妥类镇静药
- 急性酒精中毒可导致低血糖，应注意补充葡萄糖
- 维生素 B_1 可用于酒精中毒的治疗
- 安全防护、注意保暖

第九节　中暑患者的护理

重度中暑：

分类	发生机制	临床表现	治疗原则
热衰竭	大量出汗导致失水失钠，血容量不足引起周围循环衰竭	头痛、头晕、口渴、脉搏细速、血压下降等	纠正血容量不足
热痉挛	大量出汗后口渴而饮水过多，盐分补充不足，使血液中钠、氯浓度降低	肌肉痉挛，以腓肠肌痉挛最多见	给予含盐饮料
热射病	高温环境下大量出汗仍不足以散热或体温调节功能障碍使出汗减少致汗闭，造成体内热蓄积	关键词 高热、无汗、意识障碍 “三联征” 为典型表现	肛温降至38℃时暂停降温，常用降温药物为氯丙嗪，中暑带来高热伴休克时可从动脉快速推注4℃、5%葡萄糖盐水

分类	发生机制	临床表现	治疗原则
日射病	烈日暴晒或强烈热辐射作用于头部，引起脑组织充血、水肿	头温高，体温正常	头部用冰袋或冷水湿敷

第十节　淹溺患者的护理

关键词

淹溺
- 病因
  - 干性淹溺：人入水后因惊慌、恐惧、骤然寒冷等强烈刺激引起喉头痉挛导致窒息。呼吸道和肺泡很少或无水吸入
  - 湿性淹溺：人被淹没于水中，由于缺氧不能坚持屏气而被迫深呼吸，使大量水进入呼吸道和肺泡，引起窒息，心脏因缺氧而发生骤停，患者被救出水面后处于昏迷状态
- 临床表现 — 24～48 h后出现脑水肿、急性呼吸窘迫综合征 秒杀技
- 辅助检查
  - 淡水淹溺：血钠、钾、氯化物可有轻度降低，有溶血时血钾往往增高，尿中出现游离血红蛋白
  - 海水淹溺：血钙和血镁增高
- 救治原则
  - 现场救护
    - 迅速将患者救出水面
    - 保持呼吸道通畅
    - 倒水处理，头低脚高
    - 心肺复苏
  - 医院内救护 — 对淡水淹溺者可静脉滴注3%氯化钠溶液500 mL，对海水淹溺者可给予5%葡萄糖溶液或低分子右旋糖酐

第十一节　细菌性食物中毒患者的护理

一、病因

- 沙门菌：引起胃肠型食物中毒最常见的病原菌之一
- 金黄色葡萄球菌：以A型最常见，在剩饭菜中易生长
- 大肠埃希菌：产肠毒素大肠埃希菌，是婴幼儿、旅游者腹泻的主要原因

二、临床表现

- 腹痛：上腹部或脐周疼痛
- 呕吐
- 腹泻

三、检查☆ 必考点

细菌培养。

四、治疗

根据不同的病原菌选用敏感抗生素：沙门菌感染食物中毒者可用喹诺酮类或氯霉素等，副溶血性弧菌感染食物中毒者可选用氯霉素和四环素或喹诺酮类等，大肠埃希菌感染食物中毒者可选用阿米卡星等。

五、护理措施

1. 皮肤

保持会阴部、肛周清洁，每次排便后清洗肛周，并涂以润滑剂，减少刺激。

2. 对症处理

- 腹痛：注意腹部保暖
- 呕吐：有利于清除肠道毒素
- 早期不用止泻剂，鼓励患者多饮水或饮淡盐水

小贴士

细菌性食物中毒多发生于夏季和秋季

第十二节 小儿气管异物患者的护理

气管与支气管异物是异物因误吸滑入气管和支气管，产生以咳嗽和呼吸困难为主要表现的临床急症。多见于5岁以下儿童。 关键词

一、临床表现

- 异物引起呼吸道堵塞：剧烈咳嗽、憋气、面色青紫

  秒杀技
- 阵发性、痉挛性咳嗽：典型症状
- 不同程度的呼吸困难：出现“三凹征” 必考点

二、辅助检查

关键词

常用检查为胸部X线检查，采用支气管镜检查可确诊。

三、治疗及护理

(1) 及时取出异物，控制感染，保持呼吸道通畅。

(2) 减少患儿哭闹，以免因异物变位发生急性梗阻，出现窒息危及生命。

(3) 进行支气管镜检查前应禁食6～8 h，吃奶婴儿为4 h。

(4) 经内镜检查取出异物后，患儿在4 h后方可进食。

第十三节 破伤风患者的护理

一、病因

关键词

破伤风杆菌感染，会产生外毒素，引起全身肌肉强直痉挛。

二、临床表现

- 潜伏期：平均 3~12 d
- 前驱期：头晕、头痛、张口不便
- 典型症状：起始表现为咀嚼不便、张口困难，随后牙关紧闭；面肌痉挛时可出现口角下缩、咧嘴“苦笑”；颈项肌痉挛时可形成“角弓反张”

三、辅助检查

用伤口渗出物做涂片检查可发现破伤风杆菌。

四、治疗原则 必考点

- 清除毒素来源：彻底清创，用 3% 过氧化氢冲洗
- 中和游离毒素：早期注射破伤风抗毒素
- 控制并解除痉挛：是治疗的重要环节（秒杀技）
- 防治并发症：首选的抗生素是青霉素

五、护理措施

秒杀技

- 保持安静，减少一切刺激，遮光，防止噪声
- 治疗、护理等各项操作尽量集中
- 温度为 15～20 ℃，湿度为 60%
- 应执行接触隔离
- 体温超过 39 ℃时，用冰敷、乙醇等方法进行降温
- 进食应少量多次，以免引起呛咳、误吸；病情严重者，应提供肠内、肠外营养

第十四节 肋骨骨折病人的护理

一、病因病理

- 第 4～7 肋长而薄，最易折断
- 多根、多处肋骨骨折会出现反常呼吸运动，又称为连枷胸

小贴士 1

首选青霉素治疗的疾病：肺炎链球菌肺炎、猩红热、梅毒、破伤风、风湿热等

小贴士 2

反常呼吸：

- 吸气时→胸腔内压下降→低于胸壁外的大气压→导致胸廓内陷
- 呼气时→胸廓内压增大→高于胸廓外壁的大气压→胸壁向外鼓出

二、临床表现

- 局部疼痛，深呼吸、咳嗽或转动肢体时疼痛加剧
- 受伤处胸壁肿胀、压痛，挤压胸部时疼痛加重

三、治疗原则

- 闭合性单处肋骨骨折：止痛、固定胸廓和防治并发症
- 闭合性多根肋骨骨折：用厚棉垫加压包扎固定（关键词），保持呼吸道通畅
- 开放性肋骨骨折：清创→固定肋骨→抗感染

第十五节　骨折概述

一、病因及分类

病因及分类

- 病因
  - 直接暴力
  - 间接暴力
  - 肌肉牵拉
  - 疲劳性骨折
  - 病理性骨折
- 分类
  - 按骨折端与外界是否相通
    - 闭合性骨折
    - 开放性骨折
  - 按骨折的程度及形态
    - 不完全骨折（关键词），包括青枝骨折、裂缝骨折
    - 完全骨折，包括横形骨折、斜形骨折、螺旋形骨折、嵌插骨折、凹陷骨折等
  - 按骨折处的稳定性
    - 稳定性骨折，包括横形骨折、嵌插骨折
    - 不稳定性骨折，包括楔形骨折、螺旋形骨折、粉碎性骨折

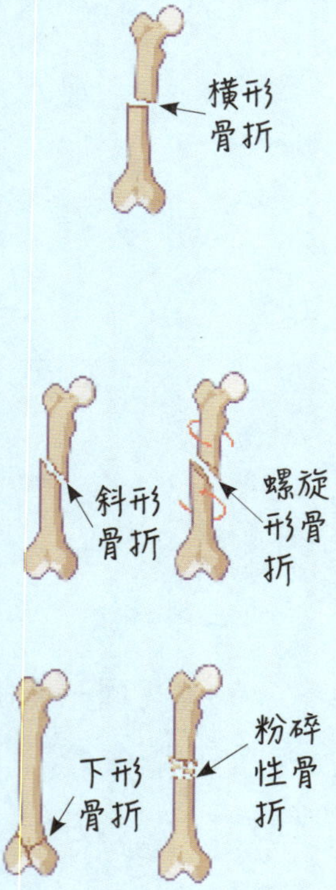

骨折

二、临床表现

1. 全身表现

- 休克：骨盆骨折和股骨干骨折
- 发热：血肿吸收热，体温低于38 ℃；体温高于38 ℃时考虑感染

2. 局部表现

- 一般表现：疼痛、肿胀、功能障碍
- 专有体征：畸形、反常活动、骨擦音

三、X线检查 秒杀技

X线检查可明确诊断骨折类型及移位的情况。

四、骨折的并发症

骨折的并发症
- 早期
  - 休克，骨盆骨折和股骨干骨折
  - 血管损伤
  - 神经损伤
  - 脏器损伤 ☆必考点
  - 骨筋膜室综合征，常见于前臂和小腿骨折，主要表现为肢体剧痛、肿胀、指（趾）呈屈曲状、活动受限、局部肤色苍白或发绀
  - 脂肪栓塞
- 晚期
  - 关节僵硬
  - 骨化性肌炎
  - 愈合障碍
  - 畸形愈合
  - 创伤性关节炎
  - 缺血性骨坏死：如股骨颈骨折时的股骨头缺血性坏死 ☆必考点
  - 缺血性肌挛缩：如发生在前臂掌侧，即“爪形手”畸形
  - 感染
  - 坠积性肺炎
  - 压力性损伤
  - 下肢深静脉血栓形成

五、治疗

(1) 骨折治疗原则：复位、固定、功能锻炼。 关键词

(2) 功能锻炼分期及内容：

锻炼分期	锻炼内容
早期（伤后 1～2 周）	主要进行患肢肌肉的收缩和舒张练习
中期（伤后 3～6 周）	进行骨折部位上下 2 个关节的活动
晚期（伤后 7～8 周）	骨折已达到临床愈合标准，进行患肢全面功能锻炼

六、护理

(1) 疑有骨筋膜室综合征发生时，禁止抬高患肢，以免影响局部血供。 秒杀技

(2) 牵引的护理：

- 一般下肢牵引时抬高床尾，颅骨牵引时应抬高床头 15～30 cm
- 针眼处每日滴 75% 乙醇 2 次 秒杀技
- 每日测量肢体长度，两侧对比，防止牵引力量不足或过度牵引 关键词
- 防止关节僵硬

(3) 石膏的护理：

- 搬运时用手掌托起，严禁用手指托扶和压迫，以防局部向内凹陷
- 石膏如被轻微污染，可用湿布擦拭
- 包好石膏后抬高患肢，以利于静脉回流，预防石膏综合征

第十六节 四肢骨折患者的护理

- 四肢骨折
  - 锁骨骨折
    - 临床表现：肩下沉+患者常用健侧手托住肘部+畸形、疼痛
    - 治疗：用三角巾悬吊患肢3~6周
  - 肱骨外科颈骨折
    - 肱骨大结节、小结节移行为肱骨干的交界部位，骨皮质不连续
    - 治疗：用三角巾悬吊，易损伤腋神经
  - 肱骨干骨折
    - 上臂肿胀、畸形+骨摩擦感
    - 治疗：合并桡神经损伤，及时切开复位，并修复损伤
  - 肱骨髁上骨折
    - 表现：在肱骨干与肱骨髁交界处发生
    - 治疗：手法复位外固定
  - 前臂双骨折
    - 孟氏骨折：尺骨干上1/3骨折合并桡骨小头脱位
    - 盖氏骨折：桡骨下1/3骨折合并尺骨小头半脱位
  - 桡骨远端骨折（关键词）
    - Colles骨折：正面看呈枪刺样，侧面看呈餐叉样
    - Smith骨折：骨折远端向掌侧移位
  - 股骨颈骨折
    - 髋部疼痛、肿胀、局部压痛、叩击痛、下肢活动受限不敢站立行走、肢体缩短
    - 持续骨牵引、皮牵引
    - 患肢外展中立位
    - 避免患肢内收、外旋或髋部屈曲
    - 避免搬运、移动患者
  - 胫腓骨骨干骨折
    - 长骨骨折是最多见的一种，多见于青壮年和儿童
    - 伤后早期进行股四头肌的等长舒缩练习

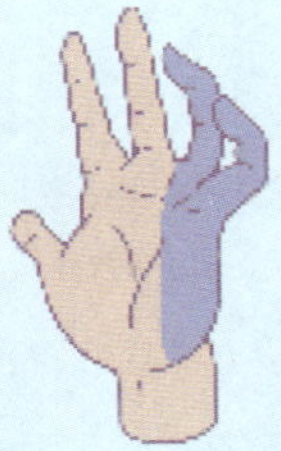

Colles骨折

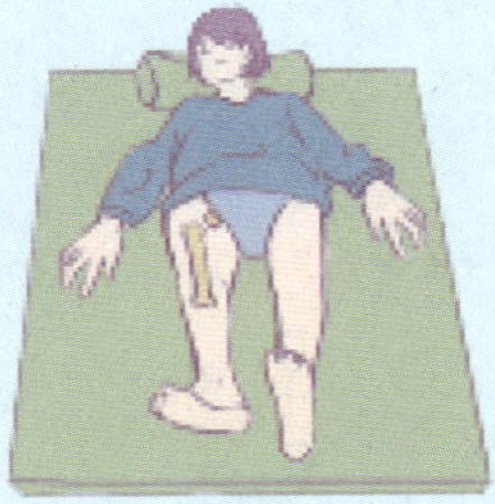

股骨颈骨折患肢外旋畸形

第十七节 骨盆骨折患者的护理

一、病因

关键词

骨盆骨折多由直接暴力挤压骨盆所致，多伴有合并症和多发伤。

二、临床表现

严重创伤+休克+骨盆挤压和分离试验(+)。

三、辅助检查

X线和CT检查能直接反映是否存在骨盆骨折及其类型。

四、治疗原则

首先处理休克和各种危及生命的合并症，再处理骨折。

第十八节 颅骨骨折患者的护理

一、颅盖骨折

1. 辅助检查

颅盖骨折主要靠X线或CT检查明确诊断。

2. 处理 秒杀技

- 线性骨折：一般无须处理
- 凹陷性骨折：深度于大1 cm时进行手术治疗

二、颅底骨折

1. 临床表现 必考点

骨折部位	瘀斑部位	脑脊液漏	可能损伤的脑神经
颅前窝	“熊猫眼征”“兔眼征”	鼻漏	嗅神经、视神经

骨折部位	瘀斑部位	脑脊液漏	可能损伤的脑神经
颅中窝	耳后乳突区	耳漏、鼻漏	面神经、听神经
颅后窝	耳后及枕下部、咽后壁	无	第Ⅸ～Ⅻ对脑神经

2. 治疗

关键词

- 重点是预防颅内感染
- 脑脊液漏一般在2周内愈合，脑脊液漏4周不愈者，考虑硬脑膜修补术 秒杀技

3. 护理 ☆ 必考点

(1) 预防颅内感染：

- 采取半坐卧位，头偏向患侧 秒杀技

关键词

- 保持局部清洁：注意棉球不可过湿，以免液体逆流入颅。劝患者勿挖鼻、抠耳，注意不可堵塞鼻腔
- 避免颅内压骤升：叮嘱患者勿用力屏气排便、咳嗽、擤鼻涕或打喷嚏等
- 严禁从鼻腔吸痰或放置鼻胃管，禁止耳、鼻滴药、冲洗和堵塞，禁忌做腰穿
- 遵医嘱应用抗菌药及TAT或破伤风类毒素

(2) 注意预防颅内低压综合征。

第十二章　肌肉骨骼系统和结缔组织疾病患者的护理

第一节　腰腿痛和颈肩痛患者的护理

一、颈椎病

1. 病因

关键词

颈椎间盘退行性病变是颈椎病发生和发展最基本的原因。好发部位依次在颈5～6、颈6～7。

2. 临床表现

秒杀技

临床表现
- 神经根型颈椎病
  - 最常见：占比为50%～60%
  - 颈肩部疼痛，上肢牵拉试验阳性，压头试验阳性（关键词）
- 脊髓型颈椎病
  - 此型症状最重
  - 四肢乏力，行走、持物不稳，有踩棉花感，Hoffman征（+）
- 椎动脉型颈椎病 — 颈性眩晕、头痛、突然摔倒
- 交感神经型颈椎病 — 呈神经症表现

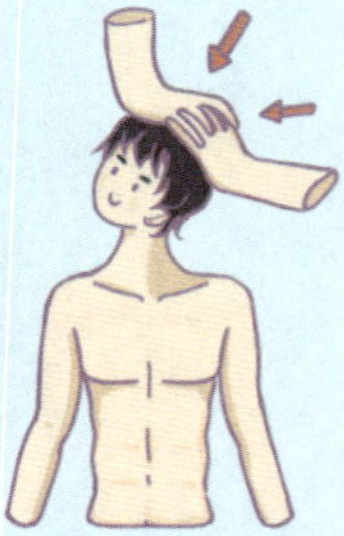

压头试验

巧记口诀

痛经、贪睡（髓）、炫迈（眩脉）

3. 辅助检查

X线、CT、MRI检查。

4. 治疗原则

- 非手术治疗：神经根型、椎动脉型、交感神经型颈椎病
- 手术治疗：脊髓型颈椎病，前路手术后1～3d内易发生呼吸困难

秒杀技

5. 护理

- 非手术治疗：纠正不良的工作体位和睡眠姿势
- 手术前护理：前路手术者手术前 3 ~ 5 d 进行推移气管训练
- 手术后护理：
  - 引流条一般在手术后 2 ~ 3 d 拔除
  - 手术后常规床头备气管切开包，以应对急用
  - 手术后保持稳定的头颈部体位，颈部用颈围或颈托制动，头颈两侧垫枕或沙袋。避免头颈过多屈伸

二、肩关节周围炎

1. 临床表现

50 岁左右 + 肩关节活动障碍。

2. 治疗

以非手术治疗为主，急性期进行肩部制动，局部采用温热治疗。

三、腰椎间盘突出症

1. 病因

退行性病变。秒杀技

2. 病理

多发生在腰 4 ~ 5 与腰 5 ~骶 1 间隙。

3. 临床表现

- 腰痛及坐骨神经痛
- 直腿抬高试验阳性
- 马尾综合征

关键词

4. 检查

- X 线检查可显示腰椎及椎间盘退化情况
- CT、MRI 检查可显示髓核突出压迫神经根的部位和程度

小贴士

直腿抬高试验及加强试验阳性：被动抬高患侧下肢至 20° ~ 40° 时发生坐骨神经痛

5. 治疗

- 非手术治疗：骨盆牵引，绝对卧床休息3周
- 手术治疗：非手术治疗6周无效时采用秒杀技

6. 护理

(1) 非手术：急性期应绝对卧硬板床休息，4周疼痛得以缓解，3个月内不得进行弯腰捡物活动。

(2) 手术：术后平卧硬板床，根据手术创伤情况，一般需要卧床1～3周。

(3) 术后2～3 d鼓励、督促患者进行腰背肌锻炼。

(4) 坚持进行直腿抬高试验（预防神经根粘连）。

四、腰椎管狭窄

1. 病因

发生一处或多处狭窄，致马尾或神经根受压。

2. 临床表现

- 神经源性间歇性跛行
- 腰腿痛
- 马尾神经受压

第二节　骨和关节化脓性感染患者的护理

一、化脓性骨髓炎 关键词

临床上多见于儿童，以急性血源性骨髓炎为多见。

1. 病因

最多见的致病菌是金黄色葡萄球菌，其次是乙型溶血性链球菌。

2. 临床表现

起病急，出现寒战、高热，体温达到39 ℃以上，患处出现持续性剧痛及深压痛。

3. 辅助检查

（1）血细菌培养时要在寒战、高热时采血。秒杀技

（2）早期X线检查无改变，至少2周后才有表现。

4. 治疗原则

（1）抗生素治疗：早期广谱、联合、大剂量应用抗生素，退热后3周不要停药。秒杀技

（2）早期经全身抗生素治疗48～72 h无效时需要手术。

5. 护理

（1）冲洗管和输液瓶高于切口60～70 cm，引流瓶低于切口50 cm。

（2）患肢制动，但制动肢体可进行肌肉等长收缩，未制动部位进行功能锻炼，以防止肌肉萎缩和僵硬。

二、化脓性关节炎

1. 病因

致病菌大多为金黄色葡萄球菌。

2. 临床表现

儿童＋寒战、高热＋关节红、肿、热、痛。浮髌试验阳性。关键词

3. 辅助检查

关节腔穿刺：穿刺液呈浆液性、纤维蛋白性或脓性，镜下可见大量脓细胞。

4. 保守治疗

早期足量全身抗炎、支持治疗，关节腔灌洗抗生素溶液2～3 L/d至引流液清澈且细菌培养（-）。急性期等长收缩，缓解期等张收缩。

5. 手术治疗

关节腔难以灌洗且化脓范围较大者进行切开引流，关节功能严重障碍者进行关节融合术或截骨来矫正关节形态。

小贴士

化脓性关节炎好发于髋关节和膝关节

第三节 脊柱骨折与脊髓损伤患者的护理

一、脊柱骨折患者的护理

1. 病因

主要是暴力，多数由间接暴力引起。

2. 临床表现

局部疼痛、肿胀、脊柱活动受限，骨折棘突有明显压痛和叩击痛。

3. 检查

秒杀技

- 首选：X线检查
- 骨折块突入椎管：CT检查
- 脊髓、神经损伤：MRI检查

4. 护理措施

3人平托患者，同步行动，将患者放在脊柱板、木板或门板上；也可使患者保持平直体位，整体滚动到木板上。严禁弯腰、扭腰。如有颈椎骨折、脱位，需要另加一人进行牵引固定头部，并使之与患者身体保持一致，同步行动。

二、脊髓损伤患者的护理

1. 概述

- 损伤平面以下的感觉、运动、反射及括约肌功能部分丧失，为不完全瘫痪，若功能完全丧失为完全瘫痪　关键词
- 胸腰椎骨折引起的脊髓损伤，可出现下肢瘫痪，称为截瘫
- 颈髓损伤后，双上肢也有神经功能障碍，称为四肢瘫痪
- “0”代表没有或基本没有瘫痪
- “1”代表功能部分丧失
- “2”代表完全或接近完全瘫痪

2. 临床表现

临床表现

- **脊髓震荡**——出现功能障碍后数分钟或数小时得以恢复，一般无后遗症
- **脊髓挫伤和脊髓受压**
  - 胸段脊髓损伤表现为截瘫
  - 颈段脊髓损伤表现为四肢瘫
  - 上颈段脊髓损伤表现为四肢痉挛性瘫痪
  - 下颈段脊髓损伤表现为四肢弛缓性瘫痪
  - 下肢脊髓为痉挛性瘫痪
- **脊髓半切综合征**——脊髓损伤平面以下同侧肢体的运动和深感觉丧失，对侧肢体的痛觉和温度觉丧失
- **脊髓断裂**——脊髓休克期
- **脊髓圆锥损伤**——会阴部皮肤鞍状感觉消失、括约肌功能及性功能障碍

3. 常见并发症

呼吸道感染和呼吸衰竭是脊髓损伤的严重并发症。 关键词

第四节　关节脱位患者的护理

一、概述

- 关节脱位的特征性表现：畸形、弹性固定、关节盂空虚 秒杀技
- 检查：X线检查 关键词
- 治疗：以手法复位为主，早期进行效果好，避免引起关节僵硬，一般固定时间为2～3周

二、常见关节脱位 必考点

脱位	临床表现	治疗及护理
肩关节	关键词 “方肩”畸形、杜加试验阳性	手牵足蹬法、牵引回旋法复位，用三角巾悬吊固定3周

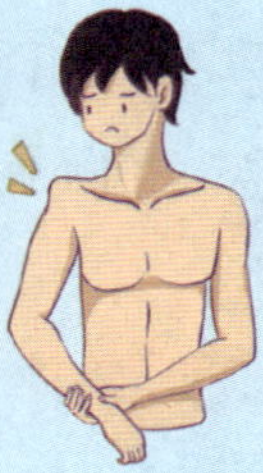

肩关节脱位

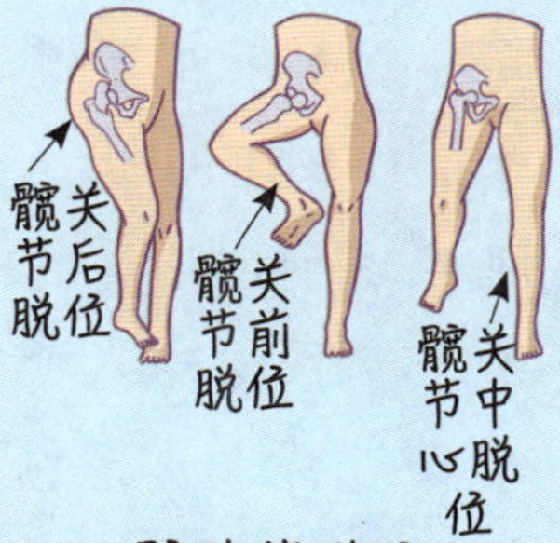

髋关节脱位

小贴士 1

肘后三角关系：肱骨髁上骨折→正常；肘关节脱位→失常

小贴士 2

溶血性链球菌引起的疾病：急性蜂窝织炎、急性淋巴管（结）炎、扁桃体炎、咽炎、急性肾小球肾炎、风湿热、风心病、猩红热

小贴士 3

首选苄星青霉素，120 万 IU/ 月，肌内注射。儿童患者至少预防治疗至 18 岁，成人患者预防治疗不少于 5 年

脱位	临床表现	治疗及护理
肘关节	关键词 肘后三角失常，前臂缺血性挛缩	尽早手法复位，用三角巾悬吊 2～3 周
髋关节	后脱位多见屈曲、内收、内旋、短缩畸形，臀部触及股骨头	24 h 内，采用提拉法于患肢外展中立位进行皮牵引或穿丁字鞋，4 周后可扶拐下地，3 个月内患肢不宜负重

第五节 风湿热患者的护理

一、定义

关键词

风湿热是由 A 组乙型溶血性链球菌感染引发的一种全身结缔组织病。

二、概述

风湿热

- 好发年龄：5～15 岁学龄儿童发病较多见
- 病理改变：风湿小体
- 前驱症状（秒杀技）：发病前常有上呼吸道链球菌感染病史，表现为发热、咽喉痛
- 关节症状（关键词）：游走、多发性，大关节，无畸形
- 关节外表现（秒杀技）：
  - 心脏炎是最严重的表现
  - 环形红斑：淡红色、环形、中央苍白红斑
  - 皮下结节：稍硬、无痛性小结节
  - 舞蹈病：无目的、不自主的动作
- 辅助检查：
  - 急性炎症测定：红细胞沉降率增快，C 反应蛋白和糖蛋白增加（风湿活动的重要指标）
  - 链球菌感染检查

风湿热
- 治疗原则
  - 抗链球菌首选青霉素 关键词
  - 抗风湿首选非甾体抗炎药，常用阿司匹林
  - 心脏炎一般用糖皮质激素治疗
- 护理措施
  - 急性期无心脏炎：绝对卧床休息 2 周
  - 合并心脏炎：轻者绝对卧床休息 4 周
  - 心脏炎伴心力衰竭：卧床 6 个月后逐渐恢复正常活动

第六节　类风湿性关节炎患者的护理

一、病因

自身免疫反应产生 IgM 抗体（类风湿因子 RF）。秒杀技

二、临床表现

关键词

- 关节症状：95% 以上的患者可出现晨僵，晨僵的程度和持续时间可作为判断病情活动度的指标
- 关节疼痛和肿胀：关节痛往往是最早的关节症状，最常出现的是关节畸形和功能障碍
- 关节外表现：类风湿结节是本病较特异的皮肤表现
- 全身症状：乏力、全身不适、发热、食欲减退、手足发冷

三、辅助检查

- 红细胞沉降率增快是滑膜炎症的活动性指标
- 类风湿因子在 75% ~ 80% 的患者中呈阳性，其滴度与本病活动性和严重性成正比
- X 线检查：以手指和腕关节的 X 线检查最有价值

小贴士 1

基本病理改变：关节滑膜炎 + 关节结构改变

小贴士 2

晨僵：晚上睡眠时使用弹力手套保暖；起床时进行温水浴或用热水浸泡僵硬的关节，起床后活动关节

小贴士

系统性红斑狼疮（SLE）、特发性血小板减少性紫癜、肾病综合征、甲状腺功能亢进、1型糖尿病、溃疡性结肠炎、急性多发性神经炎等都与免疫因素有关

四、护理措施

- 活动期发热或关节肿胀明显时应卧床休息
- 在病情得到缓解时指导患者进行功能锻炼
- 首选非甾体抗炎药：阿司匹林 秒杀技
- 关节畸形失去功能时，应进行关节置换

第七节　系统性红斑狼疮患者的护理

一、病因及病理

1. 病因

目前认为在病毒、雌激素、环境因素（阳光照射）、药物等因素作用下，易感机体丧失正常免疫耐受性，不能正确识别自身组织，继而出现自身免疫反应。

2. 病理

炎症及炎症后病变，以血管炎和血管病变最突出。

二、临床表现

关键词

几乎所有患者均有不同程度的肾脏损害，肾衰竭和感染是SLE的主要致死原因。

- 发热
- 皮肤黏膜损害：80%的患者有皮肤黏膜损害，典型者有蝶形红斑
- 关节与肌肉疼痛：大多数患者以关节肿痛为首发症状，受累的关节常是近端指间关节，呈对称分布，较少引起畸形
- 脏器损害：几乎所有SLE患者均有肾脏损害，约半数患者有狼疮性肾炎

三、辅助检查

(1) 抗核抗体 (ANA)：筛查，敏感性最高。

(2) 抗Sm抗体：特异性抗体，可确诊SLE，与活动性无关。

(3) 抗双链DNA：特异性高达95%，敏感性为70%，可确诊SLE及判断其活动性。

四、治疗原则

糖皮质激素是目前治疗SLE的首选药，作用机制是抑制炎症反应和抗免疫作用。

五、护理措施

关键词

- 避免在烈日下活动与日光浴，紫外线会使细胞凋亡
- 皮肤清洁：忌用肥皂水，避免使用刺激性用品
- 切忌烫染发、卷发
- 忌食芹菜、香菜、无花果等富含补骨脂素的食物

第八节　骨质疏松患者的护理

要点	内容
临床表现	疼痛是最多见、最主要的症状，多见于腰背痛；身长缩短；骨折
治疗原则	一般治疗：补充钙剂和维生素D；激素治疗：绝经后女性补充雌激素
生活护理	禁忌吸烟，饮酒，以及饮用咖啡、碳酸饮料、浓茶

第十三章　肿瘤患者的护理

第一节　甲状腺癌患者的护理

一、病理类型

分型	好发人群	特点
乳头状腺癌	在成人中占70%，在儿童中占100%	恶性程度低，生长缓慢，预后较好，较早出现颈淋巴结转移
滤泡状腺癌	约15%，中年人多见	生长迅速，属中度恶性，预后较乳头状腺癌差。可经血液转移至肺、肝、骨和中枢神经系统
未分化癌	5%～10%，多见于老年人	生长迅速，属高度恶性
髓样癌	约7%，常伴家族史	预后比乳头状腺癌、滤泡状腺癌差

二、临床表现

关键词

- 早期：颈部出现单个肿块，质硬而固定，随吞咽上下移动
- 晚期：声音嘶哑，呼吸困难

三、检查

细针穿刺细胞学检查可明确甲状腺结节的性质。

四、治疗

- 手术治疗：除未分化癌外，各型甲状腺癌的基本治疗方式
- 内分泌治疗：甲状腺癌全切或次切后终身服用甲状腺素片

必考点

五、护理措施

护理措施
- 术前
  - 预防术后并发症的关键：充足的术前准备
  - 头低、颈过伸位练习有利于手术部位暴露
- 术后
  - 术后采取平卧位，全麻清醒后取半卧位术后6h一般可给温或凉流质饮食
- 术后并发症
  - 呼吸困难和窒息
  - 喉返神经损伤
    - 单侧：声音嘶哑
    - 两侧：声带麻痹、失声
  - 喉上神经损伤
    - 外支：声调降低
    - 内支：误咽和呛咳
  - 手足抽搐：立即遵医嘱进行10%葡萄糖酸钙和氯化钙10ml静脉推注

第二节　食管癌患者的护理

一、病理

- 部位：胸中段
- 类型：鳞癌多见，有髓质型、缩窄型、蕈伞型、溃疡型、未分化型

二、临床表现

关键词

- 早期：症状多不明显，偶有咽下食物哽咽感、停滞感或异物感
- 中晚期：典型症状为进行性吞咽困难
- 晚期：可有不同程度脱水、消瘦、贫血和低蛋白血症

三、检查 秒杀技

- 带网气囊食管脱落细胞学检查：简便易行的普查筛选方法
- 纤维食管镜检查：直视病变形态及钳取活组织以进行病理诊断

记忆技巧

单嘶双失，内呛外调

小贴士1

- 侵犯喉返神经：声音嘶哑
- 侵入主动脉：大量呕血
- 侵入气管：气管食管瘘，进食呛咳和肺部感染
- 侵犯食管外组织：持续胸痛或背痛
- 肿瘤发生淋巴转移：锁骨上淋巴结肿大

小贴士2

- 食管组成：黏膜、黏膜下层、肌层和外膜层，无浆膜层（易发生吻合口瘘的因素之一）
- 食管癌的主要转移途径是：淋巴转移

四、治疗原则

以手术治疗为主，配合放疗和化疗等进行综合治疗。 关键词

五、护理措施

护理措施

- **术前**
  - 食管梗阻者术前3d每晚插胃管用抗生素生理盐水冲洗食管，减轻水肿，降低术后感染及吻合口瘘的发生率
  - 结肠代食管术：术前3~5d口服肠道抗生素，术前晚进行清洁灌肠
- **术后**
  - 病情平稳后取半卧位 关键词
  - 若术后胸腔闭式引流量超过200 mL/(kg·h)或4 mL/(kg·h)，且连续3 h，应考虑为活动性出血
  - 若引流液量多，由清亮转为浑浊，应考虑为乳糜胸
  - 胃肠减压：术后3~4d内严格禁饮禁食，禁食期间保持胃肠减压
  - 并发症
    - 吻合口瘘：最严重的并发症，多发生在术后5~10d，可出现持续高热+呼吸困难+胸痛等，应立即禁食禁饮、胃肠减压、闭式引流、抗炎等
    - 乳糜胸：多因伤及胸导管，多发生在术后2~10d，可出现胸闷+气急+心悸+BP↓，应立即进行胸腔闭式引流
- **胃造瘘**
  - 每次250~500mL，在2~3h内完成
  - 灌食方法：取半卧位；灌食完毕后用20~30mL生理盐水进行冲洗
  - 每周换1次管，术后1个月可拔管餐后2h不能平卧

第三节 胃癌患者的护理

一、病理 关键词

- 好发部位：胃窦部
- 主要转移途径：淋巴转移（晚期最常见的是肝转移）

- 最常见病理类型：腺癌
- 病因：与胃溃疡、萎缩性胃炎、胃息肉恶变有关，幽门螺杆菌也是重要因素之一

二、临床表现

(1) 中老年人 + 上腹部不规律腹痛 + 剑突下肿物 + 消瘦贫血貌。

(2) 早期无明显症状，可有上腹隐痛。

三、辅助检查

纤维胃镜。秒杀技

四、治疗原则

首选手术。

五、护理 必考点

术后出血（重点观察	从胃管引流出大量鲜血，甚至呕血和黑便；非手术疗法为主，包括禁食、胃肠减压（或胃内灌注冰盐水）、使用止血药、输血；出血量达 500 mL/h，立即手术
吻合口瘘	出现压痛、反跳痛、肌紧张刺激征
消化道梗阻	术后出现恶心、呕吐、腹胀甚至腹痛
倾倒综合征	早期又称低血量综合征，多发生在餐后 30 min 内，表现为全身无力、头昏、晕厥、大汗淋漓、心动过速、少食多餐，宜低糖、高蛋白饮食。避免过甜、过咸、过浓的流质饮食。餐时限制饮水、喝汤。进餐后平卧 10～20 min
	晚期又称低血糖综合征，多发生在餐后 2～4 h，原因：高渗食物迅速进入小肠，快速吸收，由于高血糖使胰岛素大量释放，继而发生反应性低血糖，减少糖类含量，增加蛋白质比例，少量多餐可预防

小贴士 1

纤维胃镜是诊断急慢性胃炎、胃十二指肠溃疡、胃癌、上消化道出血最有效的方法

小贴士 2

术后 24 h 内可有少量暗红色或咖啡色液体从胃管引出，一般不超过 100～300 mL，以后胃液逐渐转清。若术后胃管引流出大量鲜红色血液，应警惕有术后出血

小贴士1

• 肝动脉插管化疗后护理：穿刺处拔管后压迫15 min，再用沙袋压迫6～8 h，穿刺侧肢体伸直制动6 h，绝对卧床24 h，防止穿刺处出血。密切观察肢体感觉、温度、色泽

• 栓塞后综合征的护理：控制发热、镇痛、止吐、大量饮水以减轻化学治疗药物对肾的毒副作用；给予高热量、高蛋白、高维生素饮食

小贴士2

手术后出血是肝切除术常见的并发症，为防止术后肝断面出血，一般不鼓励患者早期进行活动

第四节 原发性肝癌患者的护理

一、病因、分型及转移途径

1. 病因

在我国最常见的是乙型肝炎后肝硬化。 秒杀技

2. 分型

• 按大体形态分型：结节型多见

• 按组织学类型分型：在我国以肝细胞型为主

3. 转移途径

肝内门静脉播散（主要途径）。

二、临床表现

• 肝区疼痛：最常见和最主要的症状，为持续性钝痛或刺痛 关键词

• 肝大：中、晚期的主要体征 秒杀技

• 并发症：上消化道出血、肝性脑病、癌肿破裂出血

三、检查

• 甲胎蛋白（AFP）：是特异性的标志物 关键词

• 首选：B超 秒杀技

• 肝穿刺活检：诊断金标准

四、治疗

• 手术治疗：肝切除术是目前最有效的治疗方法 秒杀技

• 非手术治疗：肝动脉结扎、肝动脉插管化疗 关键词

五、护理

1. 体位若病情允许可取半坐卧位，以降低切口张力。

2. 出血

• 术前3 d肌内注射维生素 K_1 关键词

• 癌肿破裂出血：腹痛、腹膜刺激征

3. 术后

- 多卧床休息，预防肝断面出血
- 预防肝性脑病
- 预防膈下积液及脓肿：术后1周左右多发，术后高热（正常后→升高或持续高）+肋缘或剑突下钝痛+呃逆=积液或脓肿，应进行穿刺抽脓，加强冲洗和吸引

第五节　胰腺癌患者的护理

要点	内容
主要危险因素	吸烟 秒杀技
好发部位	胰头部
转移途径	淋巴转移 秒杀技
临床表现	最常见的首发症状：上腹痛及上腹饱胀不适；最主要的症状和体征：黄疸（进行性加重）
辅助检查	CT检查是检查胰腺疾病的可靠方法
治疗	手术治疗
术前护理	改善营养（高蛋白、高糖、低脂饮食）；PTCD护理（术前2～3d即可用药，术前3d口服肠道抗生素，术前1d清洁灌肠。一般置管2周左右）；积极保肝（肌内注射维生素K_1、维生素K_2）
术后护理	引流管护理：一般放置5～7d（腹腔引流），胆管引流2周，胰管引流2～3周；预防并发症：吻合口出血、应激性溃疡

小贴士1

胰腺癌的肿瘤标志物是CA19-9

小贴士2

- 饮食护理：高蛋白、高糖，低脂饮食（如发生高血糖，应为低糖饮食）
- 胆瘘多发生在术后5~10d，可有发热、腹痛、胆汁性腹膜炎、腹壁伤口处溢胆汁样液体

第六节 大肠癌患者的护理

一、病理

- 好发部位：乙状结肠、直肠
- 类型：腺癌、腺鳞癌、未分化癌
- 在我国以直肠癌最多见
- 转移途径：淋巴转移
- 病因：个人饮食及生活习惯，如长期食用高脂、高动物蛋白、少纤维食物；癌前病变；遗传

二、临床表现

关键词

排便习惯和大便性状改变为首发。

必考点

临床表现
- 结肠癌
  - 左半结肠：慢性肠梗阻、便秘、腹泻、血便
  - 右半结肠：全身中毒症状、贫血、腹部肿块
- 直肠癌：排便习惯改变，大便变细，排黏液血便，便前有里急后重感

三、检查

秒杀技

- 首选：直肠指检（适用于低位直肠癌）
- 确诊：结肠镜＋活检

四、治疗

以手术切除为主。

- Dixon手术：距肛缘6cm以上，保留肛门
- Miles手术：腹膜返折以下，不保留肛门

五、护理

1. 术前

- 高蛋白、高热量、富含维生素、少渣饮食
- 肠道准备（术前护理的重点）

2. 术后

- 饮食：术后2～3d肠蠕动恢复，术后2周普食
- 腹腔引流管：放置5～7d
- 结肠造口护理：用凡士林纱布保护结肠造口，

小贴士1

左半结肠癌的主要表现为肠梗阻，右半结肠癌的主要表现为腹部肿块

小贴士2

- Dixon手术：低位前切除术
- Miles手术：腹会阴联合直肠癌根治术

小贴士3

结肠造口通常在左下腹，患者取左侧卧位，可防止流出的粪便污染伤口

采取造口侧侧卧位

- 造瘘袋满 1/3 时进行更换　关键词
- 术后 1 周，每日造口护理 1 次，每次更换新袋前先用中性皂液或 0.5% 氯己定（洗必泰）溶液清洁造口周围皮肤（不可用乙醇等消毒剂以免刺激造口黏膜），再涂上氧化锌软膏。
- 若患者 3 ~ 4 d 未排便，用液状石蜡低位灌肠

第七节　肾癌患者的护理

要点	内容
危险因素	吸烟、肥胖、高血压
临床表现	血尿（无痛间歇性全程肉眼血尿）、肿块和腰痛　关键词
辅助检查	B 超检查：简便易行；CT、MRI 及肾动脉造影：用于早期诊断
手术原则	癌肿直径小于 3 cm：行保留肾单位的局部切除术；瘤体较大：术前 1 d 肾动脉栓塞 + 手术切除
术后护理	接受肾部分切除术后应卧床 3 ~ 5 d，以防出血

第八节　膀胱癌患者的护理

膀胱癌是最常见的泌尿系统肿瘤，多数为移行细胞癌。

一、病因

秒杀技

- 吸烟是膀胱癌重要的致病因素
- 长期接触苯胺类化学物质容易诱发膀胱癌

二、临床表现

- 血尿是：膀胱肿瘤最常见和最早出现的症状，多数为全程无痛肉眼血尿　关键词
- 尿频、尿急、尿痛：属晚期症状
- 排尿困难和尿潴留

小贴士 1

肾癌病理：

- 起源于肾小管上皮细胞，多累及一侧肾脏，淋巴转移的首站是肾蒂淋巴结
- 最常见的组织学类型：透明细胞癌
- 最常见的转移器官：肺

小贴士 2

与吸烟密切相关的疾病：肺癌、慢性阻塞性肺疾病、血栓闭塞性脉管炎、胰腺癌、肾癌、膀胱癌

小贴士 3

- 好发部位：膀胱三角区和侧壁
- 最常见的组织学类型：移行细胞癌
- 主要转移途径：淋巴转移

三、检查

秒杀技

膀胱镜检查是最重要的检查手段。

四、治疗

以手术治疗为主的综合治疗。

五、护理

- 电切术后：常规冲洗 1～3 d，色深则快，色浅则慢
- 电切术后 6 h，患者可进食
- 引流管：进行回肠膀胱术后 10～12 d 可拔出输尿管

小贴士 1

• 膀胱灌注化疗：能憋尿者，即进行膀胱灌注化疗治疗，以预防或推迟肿瘤复发

• 每 15 min 轮换体位 1 次，分别为仰卧位、俯卧位、左侧卧位、右侧卧位，共 2 h

• 每周灌注 1 次，共 6 次，以后每月 1 次，持续 2 年

第九节　宫颈癌患者的护理

一、病理

- 宫颈癌是最常见的妇科恶性肿瘤
- 部位：原始鳞柱交接部与生理性鳞柱交接部所形成的移行带区
- 感染因子：人乳头瘤病毒（HPV）

二、临床表现

- 阴道流血：早期表现为接触性出血
- 疼痛：晚期症状
- 排液：脓性分泌物或米汤样恶臭排液

三、检查

关键词

- 筛查：宫颈刮片细胞学检查
- 确诊：宫颈口和宫颈管活体组织检查

四、治疗

手术治疗：适用于 Ia～II a 的早期患者。

小贴士 2

• 组织学：鳞状细胞癌（最多见）

• 分型：菜花型（最常见）、浸润型、溃疡型、颈管型

• 转移：直接蔓延和淋巴转移为主，血行转移极少见

五、护理

- 术后护理：颜色、性质、量
- 用 1 ∶ 5 000 高锰酸钾溶液擦洗
- 子宫动脉栓塞化疗的护理：适用于ⅡB 期及以上较晚期的患者
  - 备皮
  - 术前测空腹体重、身高，以准确计算化疗药物的剂量
  - 术后穿刺点应加压包扎6 h，插管侧下肢制动 24 h

第十节 子宫肌瘤患者的护理

一、类型

肌壁间肌瘤（最常见）、浆膜下肌瘤、黏膜下肌瘤。

二、变性

玻璃样变、囊性变、红色变、肉瘤变及钙化。

三、临床表现

月经异常（最常见）、腹部肿块、白带增多、腹痛。秒杀技

四、辅助检查

- 超声波检查：了解肌瘤大小、部位、数量及血流有无变性
- 宫腔镜、腹腔镜检查：观察肌瘤的大小、位置

五、治疗原则

- 保守治疗：可进行随访观察，对肌瘤小、症状轻或接近绝经期的女性，每 3 ~ 6 个月随访 1 次
- 药物治疗：使用雄激素（丙酸睾酮）对抗雌激素 关键词

小贴士 1

多见育龄期 30 ~ 50 岁妇女，病因与雌激素有关

小贴士 2

子宫动脉栓塞化疗备皮范围：脐水平至大腿上 1/3，两侧至腋中线，以腹股沟处为最重要

巧记口诀

子宫肌瘤 = 育龄期女性 + 经量过多 + 子宫增大

小贴士 1

• 病因可能与年龄、高胆固醇饮食、生育史、持续排卵、内分泌因素及家族遗传等因素有关

• 转移方式主要为直接蔓延、腹腔种植及淋巴转移，血行转移少见

• 肿瘤标志物 CA125 是目前被认为对卵巢上皮性肿瘤较为敏感的肿瘤标志物

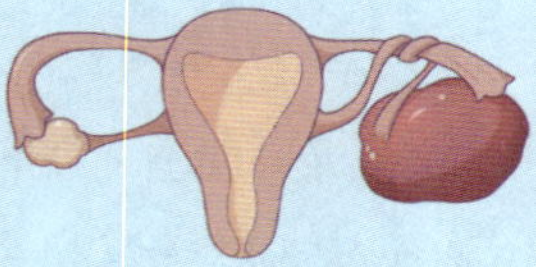

卵巢肿瘤蒂扭转

小贴士 2

蒂扭转＝卵巢肿瘤病史＋突发腹痛不能缓解（手术治疗）

小贴士 3

卵巢恶性肿瘤死亡率为妇科恶性肿瘤之首

- 手术治疗：可进行肌瘤切除术，用于年轻且希望保留生育功能者
- 子宫切除术：用于肌瘤大、数量多、症状明显者

第十一节　卵巢癌患者的护理

一、病理

病理
- 上皮性肿瘤
  - 浆液性囊腺瘤：是最常见类型
  - 黏液性肿瘤患者 CA125 可显著升高（CA125 ↑↑）
- 生殖细胞肿瘤
  - 畸胎瘤：X 线检查可见骨骼和牙齿
  - 无性细胞瘤
  - 内胚窦瘤
- 性索间质肿瘤
  - 颗粒细胞瘤（恶性）
  - 卵泡膜细胞瘤（良性）
  - 梅格斯综合征
- 转移性肿瘤
  - 胃癌转移至卵巢　关键词

二、临床表现

- 卵巢癌是妇科最常见的恶性肿瘤之一
- 早期为消化道症状，妇科检查时可触及腹部包块
- 晚期出现全身淋巴结增大、肝大、脾大等症状

三、治疗

以手术治疗为主。关键词

四、并发症：

蒂扭转、破裂、感染、恶变。

五、护理：

- 术前准备：配血量要达到 800 ~ 1 000 mL
- 术后：保留尿管 2 ~ 3 d；手术 6 ~ 8 h 后即可在床上进行翻身活动，术后第 1 天取半卧位，根据体力于下午或术后第 2 天下地活动

第十二节 葡萄胎、侵蚀性葡萄胎、绒毛膜癌患者的护理

要点	葡萄胎	侵蚀性葡萄胎	绒毛膜癌
性质	良性	恶性	高度恶性
病变程度	局限于子宫内，不侵入肌层	侵入子宫肌层	侵入子宫内膜和肌层
常见症状	关键词 停经后不规则阴道流血	葡萄胎清宫术后不规则阴道流血	不规则阴道流血为主要症状
检查	B超“落雪状”	可见绒毛结构	绒毛结构消失
病史	100%患者有停经史	一般发生在葡萄胎清宫术后6个月内	葡萄胎、流产或足月产后
治疗原则	一旦确诊，立即清宫	化疗为主，手术和放疗为辅	
护理要点	避孕1年，首选安全套避孕。1次/周，连续3次结果为阴性；1次/月，共6个月；1次/2个月，共6个月；第一次阴性后共计1年。术后最重要的随访项目是血尿hCG，第1年：1次/月	第1年：1次/月；第1~3年：1次/3个月 第3~5年：1次/年	第1年：1次/月；第1~3年：1次/3个月；第3~5年：1次/年；此后1次/2年。化疗停止后避孕1年

小贴士1

• 最常见的转移部位：肺转移（咳嗽、血痰或反复咯血、胸痛、呼吸困难）

• 主要的死亡原因：脑转移

小贴士2

侵蚀性葡萄胎和绒毛膜癌最常见的转移部位是肺

小贴士 1

严重感染是白血病患者的主要死亡原因

小贴士 2

- 急淋：急性淋巴细胞白血病
- 急粒：急性粒细胞白血病
- 急单：急性单核细胞白血病
- 早幼粒：早幼粒细胞白血病

小贴士 3

化疗药不良反应：

- 长春新碱：末梢神经炎
- 环磷酰胺：出血性膀胱炎
- 甲氨蝶呤：黏膜炎
- 柔红霉素：心肌炎
- 左旋门冬酰胺酶：肝毒性

第十三节　白血病患者的护理

一、急性白血病 关键词

急性白血病

- 临床表现（必考点）
  - 发热：最常见症状和就诊原因
  - 出血：最主要原因是血小板减少
  - 贫血：首发症状
  - 胸骨压痛（+）
- 浸润表现
  - 肝、脾、淋巴结肿大：急淋
  - 骨骼和关节、胸骨下端压痛：急性白血病
  - 眼部粒细胞肉瘤：急粒
  - 口腔、皮肤、牙龈增生、肿胀：急单
  - 中枢神经系统（头痛、头晕）：急淋
  - 睾丸（多为一侧睾丸无痛性肿大）：急淋
  - 毛细血管：DIC，早幼粒
- 检查
  - 血象
  - 骨髓象：有核细胞大于 20% 为诊断白血病的标准，增生活跃
- 治疗（必考点）
  - 急粒：DA 方案（柔红霉素 + 阿糖胞苷）
  - 早幼粒：全反式维 A 酸
  - 急淋：VP 方案（长春新碱、泼尼松）
  - 中枢神经系统白血病：甲氨蝶呤 关键词
  - 慢粒：羟基脲、伊马替尼

二、慢性粒细胞白血病

慢性粒细胞白血病

- 临床表现
  - 慢性期：脾大为最显著特征
  - 加速期
    - 脾呈持续性肿大，原治疗有效药物无效 关键词
    - 骨髓原始细胞大于 10%
    - 不明原因的血小板显著增加或减少
  - 急变期
    - 预后极差，往往数月内死亡
    - 骨髓中原始淋巴细胞 + 幼淋巴细胞大于 20%
    - 髓外原始细胞浸润
- 检查
  - 骨髓象：增生活跃
  - 中性粒细胞碱性磷酸酶，活跃度降低
- 治疗
  - 首选羟基脲 关键词
- 护理
  - 化疗期间每日饮水在 3000 mL 以上
  - 脾大者尽量采取左侧卧位

第十四节　骨肉瘤患者的护理

要点	内容
类型	原发性恶性骨肿瘤
好发部位	长管状骨的干骺端
临床表现	间断性疼痛转为持续性剧痛
X线检查	Codman三角、日光射线现象 秒杀技
截肢术后	术后24～48 h抬高患肢，患肢痛，术后2周伤口愈合后开始功能锻炼

第十五节　颅内肿瘤患者的护理

一、临床表现

关键词

颅内压升高（慢性、进行性加重）。

二、辅助检查

CT、MRI检查。

三、护理措施

- 术前2 h剃光头发
- 术后体位：全麻未清醒者，取平卧位头偏向一侧或侧卧位，手术侧向上以避免切口受压
- 生命体征平稳后抬高床头15°～30°，以利于颅内静脉回流，减轻脑水肿
- 创腔引流的护理：引流瓶（袋）高度与头部创腔保持一致，术后48 h可将引流瓶（袋）略放低，放置3～4 d，一旦血性脑脊液转清，即可拔除

四、并发症

- 颅内出血多发生在术后24～48 h内
- 癫痫应保持安静、减少刺激，抗癫痫治疗时禁止口腔测量体温
- 尿崩症表现为多尿、多饮、口渴，予以垂体后叶素治疗

小贴士1

发病部位以大脑半球最多，原发性脑瘤以神经胶质瘤最常见

小贴士2

- 格拉斯哥评分项目：睁眼、言语、运动
- 最高分为15分，总分小于8分表示处于昏迷状态，最低分为3分

第十六节　乳腺癌患者的护理

一、病理

- 多起源于乳管上皮
- 最常见的病理类型：浸润性非特殊癌
- 转移途径：淋巴转移，最常见于同侧腋窝
- 好发于乳房的外上象限
- 病因：雌酮及雌二醇

二、临床表现

- 早期肿块：单发，无痛（关键词），质硬，不光滑，分界不清，不易推动
- 乳头内陷（关键词）：癌肿侵犯乳管
- “酒窝征”：癌肿侵及乳房悬韧带（Cooper 韧带）
- “橘皮样改变”：癌细胞阻塞皮内和皮下淋巴管

三、检查

- 普查首选：X 线钼靶摄片
- 确诊首选：病理检查

四、治疗

- 手术是首选的治疗方法，目前常用的手术方式是乳腺癌改良根治术
- 抗雌激素制剂他莫昔芬可减少复发，至少服用 3 年

五、术后护理

1. 预防患侧手臂水肿

因腋窝淋巴结切除后，上肢淋巴回流受阻，可出现患侧上肢水肿。应用软枕垫高，并进行按摩以促进静脉和淋巴的回流。绝对禁止在术侧测量血压、注射或抽血。

巧记口诀

一动手，三动肘，
顺着胳膊往上走，
7 d 可以动动肩，
直到举手高过头

2. 伤口护理

保持引流通畅。皮瓣下引流管做持续负压吸引，有利于创面渗液的排出，便于皮瓣建立新的血液循环；防止皮瓣移动，术后伤口覆盖多层敷料并用绷带包扎，包扎松紧度要适当，包扎过紧会影响皮瓣血液循环。

3. 注意事项

秒杀技

- 注意事项
  - 功能锻炼
    - 术后 24 h：活动手部及腕部
    - 术后 1～3 d：上肢肌肉等长收缩
    - 术后 4～7 d：患侧手洗脸、刷牙、进食、触摸对侧肩部及同侧耳朵
    - 术后 1～2 周：肩部活动、手指爬墙运动
  - 自检——月经结束后 2～3 d 或月经周期第 7～10 天
  - 防复发——避孕 5 年

第十七节　子宫内膜癌患者的护理

一、病理

关键词

- 最常见的病理类型：腺癌
- 转移方式：直接蔓延和淋巴转移

二、临床表现

绝经 + 阴道流血。

三、检查

- 首选：B 超检查
- 确诊：子宫分段诊刮　秒杀技

四、治疗

手术治疗。

小贴士

在机体处于持续的雌激素刺激且无孕激素拮抗的情况下，不孕不育、肥胖、高血压、糖尿病、绝经延迟等发病率增加

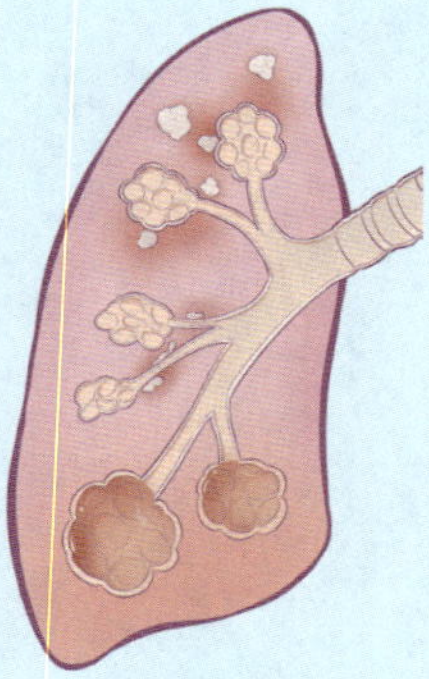

支气管肺癌

小贴士 1

肺癌 = 老烟鬼 + 刺激性干咳 + 痰中带血 + X线检查块状阴影，边缘不清或呈分叶状，周围有毛刺

小贴士

小细胞癌的特点：

- 小→小细胞癌
- 恶→恶性程度高
- 敏→对放疗和化疗敏感

第十八节　原发性支气管肺癌患者的护理

一、病理

- 病因：肺癌最重要的危险因素是吸烟
- 最常见的大体解剖学分型：中央型
- 转移途径：直接扩散、淋巴转移（常见的扩散途径）、血行转移

鳞癌	中央型肺癌，男性多见 生长缓慢，淋巴转移
腺癌	周围性腺癌，女性多发 容易侵犯血管、淋巴管、胸膜
小细胞癌	秒杀技 恶性程度最高，首选化疗 早期易发生血行转移
大细胞癌	少见，可发生脑转移

二、临床表现　必考点

临床表现

- 压迫症状
  - 喉返神经：声音嘶哑（关键词）
  - 压迫食管：吞咽困难
  - 压迫静脉：头面部和上半身淤血和红肿
  - 压迫颈交感神经：Horner综合征（关键词）（瞳孔缩小、眼球内陷、眼睑下垂、同侧额部少汗）
- 非压迫症状
  - 多侵犯支气管，表现为刺激性咳嗽、痰中带血、血丝

三、检查

- 首选：胸部X线检查可见块状阴影（中央型），边缘不清或呈分叶状、周围有毛刺（周围型）
- 确诊：中央型表现为支气管镜＋活检；周围型表现为经皮穿刺＋活检
- 痰中查找癌细胞 关键词

四、治疗

- 非小细胞癌：手术
- 小细胞癌：化疗

五、护理

1. 术前

指导患者训练腹式呼吸、有效咳嗽和翻身。

2. 术后 必考点

- 血压平稳后取半坐卧位 秒杀技
- 肺段切除或楔形切除：健侧卧位
- 一侧肺叶切除术：健侧卧位
- 全肺切除：1/4侧卧位
- 静脉输液滴数：20～30滴/min，24 h补液量控制在2 000 mL内

3. 维持胸腔引流通畅

当引流出多量血液（> 100 mL/h）时，应考虑有活动性出血；对全肺切除术后所置的胸腔引流管一般呈钳闭状态，以保证术后患侧胸腔内有一定的渗液，减轻或纠正明显的纵隔移位。每次放液量不宜超过100 mL/h，避免快速多量放液引起纵隔突然移位，导致心脏骤停。

第十四章 血液、造血器官及免疫疾病患者的护理

第一节 血液及造血系统解剖生理

一、概述

（1）血液及造血系统由血液及造血器官组成。血液由血细胞及血浆组成。

（2）造血器官有骨髓、胸腺、肝、脾和淋巴结。

（3）胎儿时期最初的造血器官是卵黄囊；胎儿中期，肝脏为主要造血器官；婴儿出生后，骨髓成为主要造血器官。

（4）髓外造血：在骨髓造血不能完全代偿时，肝、脾可恢复部分造血功能，称为髓外造血，但成年人如果出现髓外造血，则是造血功能紊乱的表现。

血细胞	生理特征及功能	
红细胞 男：4.0×10^{12} ~ $5.5 \times 10^{12} L^{-1}$ 女：3.5×10^{12} ~ $5.0 \times 10^{12} L^{-1}$	主要成分为血红蛋白，主要功能是运输氧和二氧化碳	
白细胞 4×10^9 ~ $10 \times 10^9 L^{-1}$	中性粒细胞	杀菌或抑菌
	嗜酸性粒细胞	抗过敏、抗寄生虫作用
	嗜碱性粒细胞	与变态反应有关
	单核细胞	在特异性免疫应答的诱导和调节中起关键作用
	淋巴细胞	T 淋巴细胞→细胞免疫 B 淋巴细胞→体液免疫

血细胞	生理特征及功能
血小板00 $\times 10^9$ ~ 300 $\times 10^9 L^{-1}$	止血和凝血

二、小儿血液特点

1. 红细胞和血红蛋白量

由于胎儿期处于相对缺氧状态，红细胞和血红蛋白量较高。生后由于自主呼吸建立，红细胞生成素减少，骨髓造血功能暂时性降低。生后2~3个月出现生理性贫血，至12岁达成人水平。

2. 白细胞计数分类

白细胞总数在8岁后接近正常。中性粒细胞和淋巴细胞有2次交叉：第一次为出生后4~6 d，第二次为4~6岁。

第二节　缺铁性贫血患者的护理

一、小儿贫血分度

血红蛋白量(Hb)	轻度	中度	重度	极重度
新生儿/ $(g \cdot L^{-1})$	>120~144	>90~120	60~90	<60
儿童/ $(g \cdot L^{-1})$	>90~120	>60~90	>30~60	<30

二、病因

关键词

- 婴幼儿：铁摄入不足
- 成人：铁丢失过多、慢性失血
- 铁吸收不良：十二指肠及空肠上段是铁的主要吸收部位，胃大部切除或胃空肠吻合术后可导致铁吸收障碍

三、临床表现

- 一般贫血：皮肤黏膜苍白（最突出的体征）
- 髓外造血：肝、脾、淋巴结增大
- 非造血系统
  - 消化系统：食欲减退、呕吐、腹泻
  - 神经系统：注意力不易集中、记忆力减退
  - 心血管系统：严重贫血时心率增快
- 其他：头发枯黄且无光泽，指甲薄脆，“反甲、匙状甲”

关键词

四、检查

秒杀技

- 呈小细胞低色素贫血
- 最敏感指标：血清铁蛋白降低
- 骨髓象：核老浆幼

五、铁剂服用的护理　必考点

(1) 首选口服，于两餐之间服用，从小剂量开始。

关键词

(2) 可与维生素C、稀盐酸同服，促进铁吸收。

(3) 牛奶、茶、蛋类、抗酸药物等可抑制铁的吸收，避免同服。

(4) 用吸管或服后漱口，以防牙齿被染黑。

(5) 出现黑便（铁与肠道内硫化氢作用）时，做好解释。

(6) 疗效与疗程：网织红细胞数量增加→血红蛋白浓度升高，血红蛋白正常后继续服用4～6月，增加铁储存。

秒杀技

小贴士

我国成人贫血诊断(Hb质量浓度)：男性＜120 g/L，女性＜110 g/L，孕妇＜100 g/L

第三节　营养性巨幼细胞贫血患者的护理

一、病因

关键词

叶酸和（或）维生素 B_{12} 缺乏。

二、临床表现

- 面色发黄，皮肤可有出血点
- 髓外造血：肝、脾、淋巴结增大　秒杀技
- 维生素 B_{12} 缺乏者大多伴肌震颤、抽搐等神经、精神症状

三、检查

- 呈大细胞性贫血　秒杀技
- 血象平均红细胞体积（MCV）> 100 fL，中性粒细胞分叶多
- 骨髓象：核幼浆老

四、治疗

- 补充维生素 B_{12} 和叶酸
- 有精神症状者以维生素 B_{12} 治疗为主，不可单用叶酸
- 治疗有效：网织红细胞数量最先增加

第四节　再生障碍性贫血患者的护理

一、病因

关键词

再生障碍性贫血由药物（氯霉素）和化学物质（苯及其衍生物）引起。

二、临床表现

- 早期：出血、贫血、感染
- 重型（急性）再生障碍性贫血主要表现为出血与感染
- 非重型（慢性）再生障碍性贫血往往是首发和主要表现三系减少，骨髓增生活跃度下降，胸骨无压痛

小贴士 1

- 小细胞低色素性贫血：缺铁性贫血
- 大细胞性贫血：营养性巨幼细胞贫血
- 正细胞正色素性贫血：再生障碍性贫血

小贴士 2

雄激素：作用机制可能是刺激肾产生红细胞生成素

小贴士

再生障碍性贫血与白血病的鉴别：骨髓象

三、辅助检查

全血细胞数量减少（三系减少）、正细胞正色素性贫血。

四、治疗

- 非重型再生障碍性贫血首选雄激素
- 重型再生障碍性贫血首选免疫抑制剂

秒杀技

五、护理措施

1. 贫血的护理

（1）制订活动计划：一般重度以上贫血（血红蛋白质量浓度＜60 g/L）要以卧床休息为主，中、轻度贫血应休息与活动交替进行。

（2）药物护理：遵医嘱给予患者丙酸睾酮。

- 丙酸睾酮为油剂，应深层注射；由于吸收慢，易发生肿块，要经常检查注射部位
- 男性化，如毛须增多、声音变粗、痤疮、女性闭经等，上述副作用于停药后短期内会全部消失
- 肝功能受损，用药过程中应定期检查肝功能

2. 出血的护理

（1）血小板计数＜$50\times10^9L^{-1}$应减少活动；血小板计数＜$20\times10^9L^{-1}$应绝对卧床休息，警惕颅内出血。

（2）忌食过硬粗糙食物。

（3）皮肤出血伴随高热患者禁用乙醇或温水擦浴降温，防止用手抠鼻痂。

3. 继发感染的护理

白细胞计数＜$1.0\times10^9L^{-1}$时，实行保护性隔离。体温过高可在颈部、腋下及腹股沟等大血管处放冰袋；出血倾向者禁用乙醇或温水擦浴；慎用解热镇痛药，如阿司匹林，此类药物影响血小板的数量和功能，诱发血液病患者出血。

第五节　血友病患者的护理

血友病

- **病理机制**：凝血因子基因缺陷导致其水平和功能低下，而使血液不能正常凝固
- **分类**：分为血友病A（Ⅷ因子缺乏，出血较重）、血友病B（Ⅸ因子缺乏，出血较轻），以血友病A最常见
- **病因**：A、B两型血友病均属于X连锁隐性遗传性疾病。绝大多数情况下只有男性患病，女性作为缺陷基因携带者
- **临床表现**：
  - 血友病出血，具有下列特征：
    - 出生即有，伴随终身
    - 常表现为软组织或深部肌肉内血肿
    - 负重关节（如膝关节、踝关节等）反复出血甚为突出，最终可致关节疼痛、肿胀、僵硬、畸形（称血友病关节）
  - 皮肤紫癜极罕见
- **检查**：
  - 凝血时间延长
  - 确诊：凝血活酶生成试验及纠正试验

第六节　特发性血小板减少性紫癜患者的护理

要点	急性型	慢性型
病因	免疫因素：血小板减少 关键词	
好发人群	儿童	青年女性
临床表现	发病前1～2周有上呼吸道或病毒感染史；发热、畏寒，全身皮肤、黏膜出血；病程常呈自限性，4～6周得以恢复	有反复发作的皮肤及黏膜瘀点、瘀斑，女性多表现为月经量过多；持续数周或数月

要点	急性型	慢性型
辅助检查	血小板计数减少程度不一	
治疗原则	秒杀技 糖皮质激素（首选）；脾切除适应证：糖皮质激素治疗6个月以上无效者、糖皮质激素治疗有效但维持量大者；免疫抑制剂适应证：上述治疗效果不理想者	
护理措施	血小板计数$<50\times10^9$/L时，减少活动，增加休息；血小板计数$<20\times10^9$/L时，绝对卧床，警惕颅内出血	

第七节 过敏性紫癜患者的护理

关键词

过敏性紫癜是一种常见的血管变态反应性疾病，多见于儿童及青少年。

一、临床表现

（1）接触过敏物质＋双下肢与臀部对称性紫癜。

（2）分型：

- 单纯型：双下肢与臀部对称性紫癜。
- 腹型：皮肤紫癜＋消化道症状（恶心、呕吐、腹泻）
- 关节型：皮肤紫癜＋关节肿胀疼痛
- 肾型：蛋白尿、血尿、管型尿
- 混合型：具备两种以上类型的特点

小贴士

- 最常见：单纯型（紫癜型）
- 最严重：腹型

二、检查

毛细血管脆性试验。

秒杀技

三、治疗

- 抗组胺药：氯苯那敏（扑尔敏）
- 免疫抑制剂：糖皮质激素
- 禁忌：肝素 关键词
- 使用增加血管壁抵抗力、降低血管壁通透性和脆性的药物，如大剂量维生素C、芦丁
- 不要食用易引起过敏的鱼、虾、牛奶等。
- 预防呼吸道感染

小贴士

微血栓形成是弥散性血管内凝血（DIC）的基本和特异性病理变化

第八节　弥散性血管内凝血患者的护理

一、病因

细菌感染最多见，尤其是革兰氏阴性杆菌的感染。关键词

二、临床表现

机体多个部位出现广泛而严重的出血情况。

三、检查

血小板计数 $< 100 \times 10^9 L^{-1}$ 或进行性下降，3P试验（+）。关键词

四、治疗

- 早期高凝期：肝素，肝素过量导致的出血可用硫酸鱼精蛋白对抗，同时补充新鲜凝血因子
- 晚期低凝期：新鲜血浆

第十五章　内分泌、营养及代谢疾病患者的护理

第一节　内分泌系统的解剖生理

小贴士 1

下丘脑是人体最重要的神经内分泌器官，是神经系统与内分泌系统联系的枢纽

小贴士 2

甲状腺激素分泌过多：甲状腺功能亢进；分泌过少：呆小症（幼）甲状腺功能减退（成年）

内分泌组织
- 下丘脑
  - 血管升压素（ADH）和催产素
  - 促下丘脑释放激素
- 垂体
  - 神经垂体：血管升压素和催产素
  - 腺垂体：促垂体激素
- 靶腺
  - 甲状腺
    - 滤泡是甲状腺结构和分泌的功能单位，分泌甲状腺素（T4）及三碘甲腺原氨酸（T3）。作用是维持生长发育、神经发育、产热、代谢
  - 甲状旁腺位于甲状腺背面，有上下两对。分泌甲状旁腺激素（PTH），升钙降磷
  - 胰岛
    - A 细胞：分泌胰高血糖素（升血糖）
    - B 细胞：胰岛的主要细胞，分泌胰岛素（降血糖）
  - 肾上腺
    - 皮质
      - 盐类皮质激素：以醛固酮（保钠保水排钾）为主
      - 糖类皮质激素：以皮质醇为主
    - 髓质可分泌的激素：肾上腺素和去甲肾上腺素
  - 性腺
    - 睾酮
    - 雌激素和孕激素

第二节　单纯性甲状腺肿患者的护理

一、病因

关键词

碘缺乏是地方性甲状腺肿最常见的原因。

二、临床表现

- 轻度弥散性肿大
- 甲状腺进一步肿大形成多发性结节

三、检查

- 甲状腺功能检查：血清T3、T4、促甲状腺激素（TSH）正常
- B超检查：首选检查，弥漫性或结节性甲状腺肿

四、治疗

- 药物治疗：一般无须治疗，碘缺乏者改善碘营养状况
- 药物治疗无效者可行手术治疗

五、护理

碘缺乏患者、妊娠期、哺乳期及青春期的饮食：适宜的食物有海带、紫菜等海产品及含碘丰富的食物；避免的食物有卷心菜、花生、萝卜、菜花、菠菜等抑制甲状腺激素合成的食物。

第三节　甲状腺功能亢进患者的护理

一、定义

甲状腺功能亢进是指由多种病因导致甲状腺功能增强，从而分泌甲状腺激素（TH）过多所致的临床综合征。其中毒性弥漫性甲状腺肿（Graves病）最常见。主要病因是自身免疫。

二、临床表现

临床表现

- **T3、T4过多综合征**
  - 高代谢综合征：怕热、多汗、皮肤温暖湿润
  - 精神神经系统：过敏、易激动
  - 心血管系统：脉压增大
- **体征**
  - 甲状腺肿大：弥漫性、对称性肿大
  - 眼征：单纯性突眼，眼突≤18 mm；浸润性突眼（恶性突眼），与自身免疫有关，眼突>18 mm：患者主诉怕光、复视、视力减退，可合并眼肌麻痹
- **甲状腺危象**
  - 诱因：感染、^{131}I治疗反应、手术准备不充分　关键词
  - 表现：体温≥39 ℃，心率≥140次/min，恶心、厌食、呕吐、腹泻、烦躁不安、大汗淋漓、呼吸急促
- **特殊表现**
  - 心律失常、低钾血症、周期性瘫痪

小贴士1

甲状腺功能亢进、肾病综合征、系统性红斑狼疮、特发性血小板减少性紫癜、急性感染性多发性神经炎等均为免疫性疾病

小贴士2

甲状腺功能亢进时最具有诊断意义的体征：弥漫性甲状腺肿伴血管杂音

三、检查

（1）基础代谢率（BMR）=脉压+脉率-111（禁食 12 h，睡眠＞8 h，静卧、空腹状态）：

- 轻度：+20% ~ +30%
- 中度：+30% ~ +60%
- 重度：＞+60%

（2）血清 T3、T4↑↑、TSH↓↓。

（3）^{131}I 摄取率。

（4）诊断甲状腺功能亢进的首选指标：血清游离 FT3/FT4 浓度升高。

（5）最敏感的指标：促甲状腺激素浓度降低。

四、治疗

治疗

- 药物治疗
  - 原理：抑制甲状腺过氧化物酶，阻断甲状腺激素合成
  - 丙硫氧嘧啶（秒杀技）
    - 甲状腺危象首选药
    - 不良反应：粒细胞计数减少
- 放射性碘治疗
  - 原理：杀伤甲状腺细胞，可致永久性甲状腺功能减退
  - 禁忌证
    - 妊娠、哺乳期妇女
    - 严重器官衰竭或活动性肺结核
    - 甲状腺危象
- 手术治疗
  - 原理：甲状腺大部切除术（关键词）
  - 适应证
    - 中、重度甲状腺功能亢进，停药后复发
    - 甲状腺巨大，有压迫
  - 禁忌证
    - 青少年患者
    - 症状较轻者
    - 老年或不能耐受手术者
- 甲状腺危象治疗
  - 抑制甲状腺激素合成及 T4 转变 T3，首选丙硫氧嘧啶
  - 碘化钠或卢格碘液的应用，可抑制已合成的甲状腺激素释放入血，使甲状腺血流量减少，甲状腺缩小、变硬
  - 对症治疗，高热时可作为药物或物理降温，避免应用乙酰水杨酸类药物（如阿司匹林）；给氧、补充足量液体

小贴士

白细胞计数低于 $3\times10^{9}L^{-1}$ 或中性粒细胞计数低于 $1.5\times10^{9}L^{-1}$，应立即停药

五、护理

护理（必考点）

- 一般护理
  - 高蛋白、高热量、高脂肪、高维生素、易消化饮食（关键词）
- 眼部护理
  - 经常点眼药水，睡前涂抗生素眼膏并抬高头部，低盐饮食，以减轻眼球后软组织水肿
- 手术护理
  - 术前护理—药物准备—中心环节
    - A. 先用丙硫氧嘧啶，待症状基本控制后，改服碘剂
    - B. 碘剂能抑制甲状腺激素的释放，还能减少甲状腺血流量，使其缩小、变硬，有利于进行手术。服用碘剂一般不要超过3周。当患者情绪稳定，睡眠好转，体重增加，BMR低于+20%，脉率稳定在90次/min以下，甲状腺缩小、变硬时，应及时手术
    - C. 服用方法：每日3次，3滴/次，逐日每次增加1滴，至16滴/次止，维持至手术日
  - 术后并发症
    - 呼吸困难和窒息：最危急并发症，48h内
    - 喉返神经损伤
      - 单侧：声音嘶哑
      - 双侧：失声
    - 喉上神经损伤
      - 内支：饮水呛咳
      - 外支：环甲肌瘫痪，声调降低
    - 手足抽搐：发作时静脉推注10%葡萄糖酸钙10~20mL
    - 甲状腺危象：关键是做好手术准备

第四节　甲状腺功能减退患者的护理

一、病因

原发性甲状腺功能减退最常见。

二、临床表现

畏寒、少汗、乏力、体温偏低、心动过缓、畏食、腹胀、便秘，黏液性水肿昏迷见于病情严重者。

三、检查

T4降低，T3下降，血清TSH升高。

四、治疗

永久性甲状腺功能减退者终身服甲状腺激素替换治疗，如左甲状腺素。

五、护理

高蛋白、高维生素、低钠、低脂肪饮食，粗纤维食物，摄入足够的水分。

第五节　库欣综合征患者的护理

一、定义

由肾上腺分泌过多糖皮质激素（主要是皮质醇）所引起的症状群。

二、病因

Cushing病最多见，由垂体分泌促肾上腺皮质激素（ACTH）过多引起，多为垂体微腺瘤所致。

三、临床表现

- 脂肪重新分布：向心性肥胖、满月脸、水牛背
- 蛋白质分解加速：皮肤菲薄（紫纹）、肌肉萎缩、骨质疏松
- 拮抗胰岛素：糖尿病
- 电解质紊乱：水肿、低钾
- 多器官功能障碍：高血压、性功能异常、神经精神症状、皮肤色素沉着
- 感染：肺部感染为多见

四、辅助检查

- 小剂量地塞米松试验：定性诊断
- 大剂量地塞米松试验：定位诊断

五、治疗

对于垂体微腺瘤，首选经蝶窦垂体微腺瘤切除术。

六、护理措施

低热量、低糖、高蛋白、高维生素、低钠、高钾、高钙饮食。

第六节　糖尿病患者的护理

一、分类

项目	1型糖尿病	2型糖尿病
发病机制	胰岛素绝对缺乏	胰岛素相对不足
发病因素	与遗传、自身免疫和环境因素有关	与遗传有关
发患者群	青少年及儿童多见	40岁以上成人
体型	多消瘦或体重正常	多肥胖或超重
临床症状	典型的"三多一少"	代谢紊乱综合征，无典型的"三多一少"
酮症酸中毒	易发生	少发生
治疗	胰岛素	饮食+运动+口服降糖药，少数患者需要胰岛素治疗
主要死因	糖尿病肾病	心血管疾病

二、临床表现

1. 代谢紊乱综合征

- "三多一少"：多尿、多饮、多食、体重减少
- 多尿→血糖升高引起渗透性利尿
- 皮肤瘙痒：外阴瘙痒

2. 并发症

(1) 急性并发症：

- 酮症酸中毒（DKA）时，最常见呼吸深大（Kussmaul呼吸），呼气、尿液有烂苹果味（丙酮味），应快速补液（首要和关键）+小剂量胰岛素持续静脉输入
- 低血糖时，强烈饥饿感，有条件者立即测量血糖。轻症者给予白糖以温水冲服（糖水），严重者静脉注射50%葡萄糖注射液40 mL

(2) 慢性并发症：

- 大血管病变（心、脑血管严重并发症），如冠心病、脑血栓形成（2型死亡主要原因）
- 微血管病变：糖尿病肾病（1型死亡主要原因）
- 糖尿病神经系统病变：四肢麻木、刺痛感、蚁走感、袜套样等
- 糖尿病足

三、辅助检查

（1）血糖可确诊，空腹血糖≥7.0 mmol/L和（或）餐后2 h血糖≥11.1 mmol/L。

（2）糖化血红蛋白（HbA1c）测定可反映采血前8～12周的血糖水平。

（3）口服葡萄糖耐量试验（OGTT）：血糖高于正常范围而又未达到诊断标准或疑为糖尿病时。

四、治疗原则

1. 饮食治疗（最基础治疗）

(1) 饮食治疗：应以控制总热量为原则。碳水化合物占总热量的55%～60%，脂肪＜30%，蛋白质15%。

(2) 三餐热量分配：1/5、2/5、2/5或1/3、1/3、1/3等均可。

2. 运动治疗

餐后1 h开始。不在空腹时运动。运动量：脉率＝170－年龄。

3. 药物治疗

口服降糖药（2型）、胰岛素（1型）。

(1) 口服降糖药:

药物	作用机制	适应证	常用药	用药护理
磺脲类	直接刺激胰岛B细胞，释放胰岛素	轻、中度的2型糖尿病	格列本脲、格列吡嗪	餐前半小时服用
双胍类一线用药	促进外周组织利用葡萄糖，改善胰岛素敏感性	超重的2型糖尿病	二甲双胍	进餐时或进餐后服用
α－葡萄糖苷酶抑制剂	抑制小肠α－葡萄糖苷酶活性，减慢葡萄糖吸收	餐后血糖高的糖尿病	阿卡波糖（拜糖平）	应与第一口饭同时嚼服

(2) 胰岛素的治疗:

①适应证:

适应证	1型糖尿病
	2型糖尿病患者经饮食、运动、口服降糖药物治疗血糖不能满意控制者
	任何类型的糖尿病患者发生急性和严重慢性并发症时
	妊娠合并糖尿病

②胰岛素的护理:

- 剂型：按照先短效胰岛素、后中长效胰岛素顺序抽吸药物，混匀后注射。或先抽吸普通胰岛素，后抽吸精蛋白锌胰岛素。
- 注射：使用胰岛素专用注射器（1 mL），选择皮肤疏松部位
- 腹部吸收最快，其次为皮下注射（上臂外侧、臀部等）
- 每次注射应更换部位，避开炎症、硬结处

小贴士

• 急性关节炎——首发症状

• 痛风石——特征性临床表现

第七节 痛风患者的护理

一、病因

持续性高尿酸血症。

二、临床表现

关键词

高尿酸血症+单侧第一跖趾关节红、肿、热、痛及功能障碍。

三、检查

关节液或皮下痛风石抽吸物发现双折光性尿酸盐结晶。

四、治疗

秒杀技

- 首选：非甾体抗炎药
- 排尿酸药：苯溴马隆、丙磺舒
- 抑制尿酸生成：别嘌呤醇
- 碱化尿液：碳酸氢钠
- 秋水仙碱是治疗急性痛风性关节炎的特效药物 必考点

五、护理

- 每日饮水量应在 2 000 ml 以上
- 避免进食高嘌呤食物，如动物内脏、鱼虾类、河蟹、肉类、菠菜、蘑菇、黄豆、扁豆、豌豆、浓茶，以及饮酒等
- 指导多食碱性食物：牛奶、鸡蛋、马铃薯、蔬菜、水果

第八节　蛋白质－能量营养不良患者的护理

一、病因

秒杀技

喂养不当是婴儿原发性营养不良的主要原因。

二、临床表现

- 早期表现：体重不增
- 并发症：自发性低血糖（心悸、出冷汗、头晕、呼吸浅促等）。轻者糖水，重者静脉推注50%葡萄糖注射液。

三、消失顺序

腹部、躯干、臀部、四肢，最后是面部。

四、分度

必考点

- Ⅰ度：体重低于正常值15%～25%，皮下脂肪厚度为0.4～0.8 cm
- Ⅱ度：体重低于正常值25%～40%，皮下脂肪厚度＜0.4 cm
- Ⅲ度：体重低于正常值40%以上，皮下脂肪厚度消失

五、检查

（1）血清白蛋白浓度降低最突出。

（2）胰岛素样生长因子1水平反应灵敏，是早期诊断营养不良的可靠指标。

六、护理

1. 饮食管理

- 原则：由少到多、由稀到稠、循序渐进，逐渐增加
- 轻度：可从牛奶开始，逐渐过渡到带有肉末的辅食
- 中、重度：可先给稀释奶或脱脂奶，再给全奶，然后才能给带有肉末的辅食

2. 用药

肌内注射苯丙酸诺龙，促进蛋白质的合成和增进食欲。

第九节　小儿维生素D缺乏性佝偻病的护理

一、病因

关键词

- 维生素D摄入不足，需求量增加
- 主要原因：日光照射不足
- 食物中钙、磷比例失调

二、临床表现　必考点

关键词

临床表现
- 初期
  - 神经、精神症状：易激惹、烦躁、睡眠不安、夜间啼哭
  - 枕秃
- 激期
  - 骨骼改变，运动功能及智力发育迟缓
  - 头部：颅骨软化（3～6个月），方颅或鞍形颅
  - 胸部：1岁左右胸廓畸形（鸡胸或漏斗胸、赫氏沟、7～10肋肋骨串珠）
  - 四肢：手镯或脚镯（6个月以上）、"O"形腿或"X"形腿（开始行走后）
- 恢复期
  - 肌张力恢复，X线检查骨骼异常明显改善
- 后遗症期
  - 2岁后小儿多见，仅遗留不同程度骨骼畸形

三、治疗原则

1. 活动期佝偻病

口服维生素D，剂量为800 IU/d连服3～4个月或2000～4000 IU/d连服1个月，之后改为400 IU/d。

2. 预防佝偻病

足月新生儿生后2周开始补充维生素D，400 IU/d；早产儿、双胎儿生后1周即应补充维生素D，800 IU/d。

小贴士

体内维生素D的主要来源：皮肤内7-脱氢胆固醇经紫外线照射生成

四、护理

1. 晒太阳

保证每日 1～2h 户外活动时间。室内活动时开窗。

2. 预防骨骼畸形和骨折

避免早坐、站、行，避免久坐、久站，以防发生骨骼畸形。

3. 加强体格锻炼

如遗留胸廓畸形，可做俯卧位抬头展胸运动；下肢畸形可施行肌肉按摩，“O”形腿按摩外侧肌，“X”形腿按摩内侧肌，以增加肌张力，矫正畸形。

第十节　小儿维生素 D 缺乏性手足搐搦症的护理

护理
- 病因
  - 秒杀技：血清离子钙降低是惊厥、喉痉挛、手足抽搐的直接原因
- 临床表现
  - 隐匿性：面神经征、陶瑟征、腓反射
  - 典型发作：血清钙浓度低于 1.75 mmol/L 时可出现
  - 惊厥：常于户外活动后发作
  - 手足抽搐　关键词
  - 喉痉挛：严重者可突然发生窒息而死亡
- 治疗原则
  - 急救（控制惊厥与喉痉挛），补充钙剂和维生素 D
- 护理措施
  - 秒杀技：静脉注射钙剂时应缓慢推注（10 min 以上）或静脉滴注，以免因血钙骤升发生呕吐甚至心搏骤停

> 小贴士
>
> 教育：最重要的是教会家长惊厥、喉痉挛发作时的处理方法

第十六章　神经系统疾病患者的护理

第一节　神经系统解剖生理

巧记口诀

脑神经共有十二对
一嗅、二视、三动眼，
四滑、五叉、六外展，
七面、八听、九舌咽，
十迷十一副舌下全

一、神经系统

(1) 中枢神经系统（分析综合信息）包括脑和脊髓。

(2) 周围神经系统（传递神经冲动）包括脑神经（12 对）、脊神经（31 对）和内脏神经三部分。

二、脑干

自上而下依次为中脑、脑桥和延髓。

(1) 脑干。

(2) 呼吸、循环中枢位于延髓。

(3) 骨性颅腔被小脑幕分成幕上腔和幕下腔，幕上腔又被大脑镰分隔成左右 2 个分腔，分别容纳左右大脑半球。颅腔与脊髓腔相连处的出口称为枕骨大孔，小脑扁桃体下缘与枕骨大孔后缘相对。

三、脊髓下端和腰椎穿刺位置

项目	成人	新生儿
脊髓下端	平第 1 腰椎	平第 3 腰椎
腰椎穿刺位置	第 3、4 腰椎间隙进针	第 4、5 腰椎间隙进针

四、膜

脑和脊髓的表面有 3 层膜，由外向内依次为硬膜、蛛网膜和软膜。脊髓蛛网膜与软脊膜间的腔隙称蛛网膜下隙，内含脑脊液。

五、小儿的脑耗氧量

在基础代谢状态下，小儿的脑耗氧量占总耗氧量的 50%，而成人则为 20%，缺氧的耐受性较成人更差。

第二节　颅内压增高与脑疝患者的护理

一、病因

颅内容物体积增加，脑水肿是颅内压增高的最常见原因。

二、临床表现

（1）颅内压增高“三主征”： 必考点

- 头痛：最常见症状，咳嗽、低头、用力时加重
- 呕吐：呈喷射性，与进食无直接关系
- 视盘水肿：重要客观体征 关键词

（2）库欣（Cushing）反应（“两慢一高”）：

- 血压：代偿性升高，尤其是收缩压，脉压增大
- 脉搏：慢而有力
- 呼吸：深而慢

（3）脑疝。 必考点

三、辅助检查

颅内压增高明显时：禁忌腰椎穿刺（有导致枕骨大孔疝的危险）。

四、治疗原则

- 病因治疗是根本
- 脑疝形成紧急处理：甘露醇（首要）＋呋塞米＋糖皮质激素
- 脱水剂：最常用 20% 甘露醇 250 mL，在 30 min 内快速静脉滴注
- 肾上腺皮质激素：主要通过改善血脑屏障通透性，预防和治疗脑水肿
- 禁用吗啡，以免抑制呼吸

五、护理措施

1. 体位

患者床头抬高 30° 的斜坡位（头高足低位），

小贴士

颅内压正常值：成人为 70～200 mmH_2O，儿童为 50～100 mmH_2O，1 mmH_2O=0.0098 kPa

有利于颅内静脉回流，减轻脑水肿。

2. 防止颅内压骤然升高

保持呼吸道通畅，避免激动；先测呼吸，再测脉搏，最后测血压；切勿用力屏气排便、避免高压大量灌肠。

3. 输液量

每天静脉输液量在 1 500 ~ 2 000 mL 之间，其中等渗盐水不超过 500 mL。

4. 脑室外引流的护理

- 引流管高于侧脑室平面 10 ~ 15 cm
- 保持引流通畅：确保引流管只出不进以预防感染。若引流管有阻塞，可挤压引流管或在严格无菌操作下用注射器抽吸，切不可用盐水冲洗
- 引流量以每日不超过 500 mL 为宜
- 拔管前应进行头颅 CT 检查，并夹管 1 d

第三节　头皮损伤

一、头皮裂伤

加压包扎止血，伤后 24 h 内进行清创缝合。

秒杀技

二、头皮血肿

1. 分类

(1) 皮下血肿：比较局限，无波动。

(2) 帽状腱膜下血肿：位于帽状腱膜下疏松组织层内，血肿易扩展，触诊有波动感。

(3) 骨膜下血肿：范围局限于某一颅骨，以骨缝为界，可有波动感。

2. 处理

加压包扎，早期冷敷，24 ~ 48 h 后热敷，待其自行吸收。血肿较大时，穿刺抽出积血，再加压包扎。

三、头皮撕脱伤（最严重）

（1）完全撕脱的头皮：用无菌敷料包裹，隔水放置于有冰块的容器内随患者一起迅速送至医院。

（2）不完全撕脱的头皮：6～8 h 内清创后缝回原处。

第四节　颅脑损伤患者的护理

一、脑震荡 关键词

短暂性意识障碍（< 30 min）+ 逆行性遗忘 + 各种检查均为阴性。　秒杀技

二、脑挫裂伤

意识障碍（最突出的症状，伤后立即出现昏迷，昏迷时间 > 30 min）+ 头痛、呕吐 + 颅内压增高与脑疝 + 对症处理等非手术治疗。

三、颅内血肿

- 硬膜外血肿
  - 多为脑膜中动脉损伤
  - 中间清醒期，脑 CT 检查呈双凸镜高密度阴影
- 硬膜下血肿
  - 头皮表面小血管破裂
  - 昏迷呈进行性加重 + 脑 CT 检查呈新月形阴影
- 颅内血肿：部分症状与脑挫裂伤相似
- 治疗：手术治疗

护理

- 护理体位：意识清醒者，斜坡卧位（头高足低位），有利于颅内静脉回流；昏迷患者，侧卧位或侧俯卧位
- 躁动的护理：查明原因及时排除，切勿轻率给予镇静剂，躁动患者不可强加约束
- 颅脑损伤禁用吗啡止痛（原因：抑制呼吸中枢）
- 观察意识状态（脑损伤最重要的观察指标）：

①格拉斯哥昏迷评分法（GCS）最高为15分，总分低于8分表示昏迷状态，分数越低表明意识障碍越严重，对患者的睁眼、言语、运动三方面的反应进行评分：

睁眼反应	评分	言语反应	评分	运动反应	评分
自动睁眼	4	回答正确	5	遵嘱活动	6
呼唤睁眼	3	回答错误	4	刺痛定位	5
刺痛睁眼	2	胡言乱语	3	躲避刺痛	4
不能睁眼	1	只能发声	2	刺痛肢屈	3
		不能发声	1	刺痛肢伸	2
				不能活动	1

②观察瞳孔：

- 小脑幕切迹疝：伤后一侧瞳孔先缩小继之进行性散大，对光反射消失
- 脑干损伤：如双侧瞳孔时大时小，变化不定
- 临终前：双侧瞳孔散大，对光反射消失

第五节　脑血管疾病患者的护理

一、脑出血

要点	内容
病因	关键词 高血压致动脉硬化
发病情况	活动或情绪激动

要点	秒杀技 内容
临床表现	以内囊出血最为常见：三偏征； 脑桥出血：交叉性瘫痪、中枢性高热、呼吸不规则； 小脑出血：颅神经麻痹、眼球震颤、共济失调
辅助检查	首选CT检查，呈高密度影
治疗原则	体位：绝对卧床休息，发病24～48 h内避免被搬动，取侧卧位，头部稍抬高； 用药：降低颅内压（20%甘露醇）、控制血压，止痛禁用吗啡与哌替啶

二、蛛网膜下腔出血

要点	关键词 内容
病因	先天性动脉瘤破裂（最常见）
发病情况	活动或情绪激动
临床表现	头痛、呕吐、脑膜刺激征 秒杀技
辅助检查	脑血管造影、脑脊液检查（压力高、血性）
治疗原则	绝对卧床4周，头置冰袋，止血，降颅压，手术

三、短暂性脑缺血发作

要点	关键词 内容
病因	颈内动脉颅外段粥样硬化
临床表现	发病突然，持续时间短，可完全恢复，反复发作
辅助检查	血液检查、颈部超声检查
治疗原则	抗凝治疗、病因治疗

巧记口诀

脑出血—高血压＋情绪

蛛网膜下腔出血—脑膜刺激征

短暂性脑缺血发作（TIA）—24 h恢复

脑血栓形成—晨起

脑栓塞—心塞

小贴士

- 三偏征：对侧偏瘫、偏身感觉障碍、对侧同向偏盲
- 交叉性瘫痪：一侧颅神经瘫痪和对侧上下肢瘫痪

四、脑血栓形成

要点	内容
病因	动脉粥样硬化 关键词
临床表现	安静起病、失语、偏瘫、头痛
辅助检查	CT 检查呈低密度影 秒杀技
治疗原则	头部禁止使用冰袋及冷敷，急性期溶栓治疗（发病后 6 h 内）

五、脑栓塞

要点	内容
病因	颅外栓子随血流堵塞颅内血管 关键词
发病情况	安静或活动
临床表现	栓塞血管及阻塞的位置决定其临床症状：局限性抽搐、偏盲、偏瘫、失语等
辅助检查	CT 检查呈低密度影 秒杀技
治疗原则	病因治疗

第六节 三叉神经痛患者的护理

一、临床表现

面部剧烈电击样疼痛 + 扳机点、触发点；口角偏向患侧，角膜反射受损。

二、检查

肌电图确诊。

三、治疗

秒杀技

首选药为卡马西平。

第七节 吉兰－巴雷综合征患者的护理

一、病因

自身免疫性疾病。

二、临床表现

（1）瘫痪：首发症状，四肢对称性无力，从双下肢开始。

（2）严重时呼吸肌麻痹，急性呼吸衰竭（死亡主因）。

三、特殊表现

眼外肌麻痹、共济失调、腱反射消失。

四、检查

脑脊液蛋白-细胞分离现象（蛋白质含量高，细胞数量正常）。秒杀技

五、治疗原则

（1）保持呼吸道通畅，维持呼吸功能是提高治愈率、降低死亡率的关键。重者应及早使用呼吸机。秒杀技

（2）总结：呼吸肌麻痹上呼吸机。

（3）累及呼吸时，机械通气（最主要死因是窒息）。

第八节　帕金森病患者的护理

一、病理：

黑质和黑质纹状体通路变性，多巴胺神经元减少。

二、临床表现

临床表现
- 首发症状：动作不灵活和震颤为特征性表现（秒杀技）
- 特征性表现：静止性震颤“搓丸样动作”
- 肌强直：“铅管样强直”“齿轮样强直”
- 运动迟缓
  - “写字过小”
  - 姿态、步态异常：“慌张步态和前冲步态”
  - “面具脸”：面肌运动减少

三、护理措施

（1）指导患者思想要尽量放松，迈大步，臂甩开，脚抬高，向前看。

（2）保持最大限度的全关节活动，以防继发性关节僵硬。

（3）饮食以高热量、高维生素、低脂、适量优质蛋白饮食为主，并及时补充水分，蛋白质不宜盲目给予过多，以免降低左旋多巴类药物的疗效。避免食用槟榔，因其为拟胆碱能食物。

（4）用药护理：

- 左旋多巴及混合制剂：在进食时服药，以减轻消化道症状；为不影响左旋多巴的疗效，叮嘱患者不应同时服维生素 B_6
- 抗胆碱能药：合并有前列腺肥大及青光眼者禁用此类药物

第九节 癫痫患者的护理

一、部分性发作

部分性发作
- 简单部分性发作
  - 临床表现：抽搐自手指→腕部→前臂→肘部→肩→口角→面部
  - 部位：大脑半球局部放电
  - 治疗：卡马西平
- 复杂部分性发作
  - 临床表现：机械重复原来动作＋意识障碍
  - 治疗：卡马西平

二、全身发作

全身发作
- 全面强直－阵挛发作
  - 临床表现：意识障碍＋全身强直、抽搐
  - 治疗：丙戊酸钠
- 失神发作
  - 临床表现：意识障碍＋两眼茫然凝视＋呼之不应＋事后对发作无记忆＋脑电图棘慢波
  - 治疗：乙琥胺

三、持续状态

1次癫痫发作持续30 min以上，用地西泮治疗。

四、护理措施　　秒杀技　　关键词

1. 发作的护理（安全第一）

（1）迅速就地平放；解松领扣和裤带，摘下眼镜、义齿。

（2）头部放低，偏向一侧，保持呼吸道通畅。

（3）牙垫或厚纱布垫于上下磨牙间，以防咬伤舌。

（4）抽搐发作时不可用力按压肢体，以免造成骨折。

（5）禁用口表测量体温。

（6）癫痫发作的首要护理：保持呼吸道通畅。

2. 用药护理

从小剂量开始、单一用药、坚持长期服药（在完全控制发作后应再持续用药3～5年）、停药缓慢和逐渐减量，一般应在6个月以上，不能间断服药或自行停药（避免癫痫持续状态的发生）。

3. 其他护理

（1）禁止攀高、游泳、驾驶、带电作业等。

（2）保持病室环境安静、光线较暗，避免外界各种刺激。

第十节　化脓性脑膜炎患者的护理

一、病因

关键词

常见细菌是流感嗜血杆菌。

二、临床表现

多呈暴发型，发热、剧烈头痛、呕吐、全身抽搐、意识障碍。

三、检查

秒杀技

脑脊液外观混浊，糖、氯化物↓↓，蛋白质↑↑，白细胞↑↑，以中性粒细胞为主。

四、治疗

- 流感嗜血杆菌：氨苄西林、第三代头孢
- 脑膜炎双球菌：青霉素G

第十一节　病毒性脑膜炎与病毒性脑炎患者的护理

一、特点

病毒性脑膜炎与病毒性脑炎患者的护理是由病毒引起的中枢神经系统感染性疾病，呈自限性。

二、病因

关键词

肠道感染最常见（脊髓灰质炎病毒、柯萨奇病毒、埃可病毒）。

三、病毒性脑膜炎

发热、头痛、脑膜刺激征（+）。

四、病毒性脑炎　秒杀技

惊厥发作、意识障碍、颅内压增高。

五、脑脊液

秒杀技

外观清亮，压力正常或稍高，白细胞计数稍高；蛋白质含量轻度升高，糖正常，氯化物偶可降低。

六、检查

恢复期血清特异性抗体滴度高于急性期4倍以上有诊断价值。

七、治疗

阿昔洛韦、更昔洛韦对单纯疱疹病毒作用最强。

第十二节　小儿惊厥的护理

一、病因 关键词

高热为最常见的病因。

二、临床表现

1. 典型表现

突然意识丧失，眼球上翻，凝视或斜视，局部或全身肌群出现强直性或阵挛性抽动，持续数秒至数分钟。

2. 惊厥持续状态

发作持续时间超过 30min 或 2 次发作间歇期意识不能恢复。

3. 高热惊厥

多由上呼吸道感染引起，典型特点为：

（1）首发年龄多于生后 6 个月至 3 岁间，男孩多于女孩。

（2）大多发生于急骤高热开始后 12h 之内。

（3）发作时间短，在 10 min 之内，发作后短暂嗜睡（意识恢复快）。

（4）在一次发热性疾病过程中很少连续发作多次，可在以后的发热性疾病中再次发作。

（5）没有神经系统异常体征，热退后 1 周脑电图检查结果正常。

三、治疗 秒杀技

首选地西泮。

四、护理

就地抢救，保持呼吸道通畅。

第十七章　生命发展保健

第一节　计划生育

一、宫内节育器

- 宫内节育器
  - 禁忌证
    - 妊娠或怀疑妊娠
    - 生殖道急性炎症
    - 人工流产出血多，可能有妊娠组织物遗留或感染；妊娠中期引产、分娩或剖宫产胎盘娩出后，子宫收缩不良有出血或感染危险
    - 生殖器官肿瘤或生殖器官畸形
    - 宫颈内口过松、重度陈旧性宫颈裂伤、子宫脱垂
    - 严重的全身性疾病
    - 宫腔 <5.5cm 或 >9.0cm
    - 近 3 个月内有月经失调、阴道不规则流血
    - 铜过敏史
  - 放置时间（必考点）
    - 月经干净后 3～7d 无性交
    - 顺产产后 42d、剖宫产术后半年、哺乳期排除早孕者
    - 行人工流产术后立即放置
    - 紧急避孕（性交后 5d 内）
  - 健康教育
    - 术后 3d→休息
    - 1 周→避免重体力劳动
    - 2 周→禁性生活及盆浴
    - 3 个月→月经或大便时注意有无脱落
    - 复查：术后 3 个月、6 个月、1 年各复查 1 次，以后每半年复查 1 次
  - 取出时间（必考点）
    - 月经干净后 3～7d 为宜
    - 阴道出血多者随时取出
    - 带器妊娠者于人工流产时取出

小贴士 1

带铜宫内节育器：杀精毒胚，干扰着床

巧记口诀

禁忌证：炎、瘤、畸、松、月经多

小贴士 2

放置的宫内节育器在 1 年内，尤其是 3 个月内，常在经期脱落

二、激素避孕（国内主要采用人工合成的甾体激素避孕药，其由雌激素和孕激素配伍组成）

1. 原理

- 抑制排卵
- 干扰受精和受精卵着床

2. 禁忌证（内科疾病 + 肿瘤 + 哺乳）

- 严重心血管疾病者
- 急、慢性肝炎和肾炎
- 血液病、血栓性疾病
- 内分泌疾病，如需用胰岛素控制的糖尿病、甲状腺功能亢进
- 恶性肿瘤、癌前期病变、子宫或乳房有肿块的患者
- 哺乳期妇女
- 月经量稀少或年龄 > 45 岁者
- 产后未满 6 个月或月经未来潮者
- 年龄 > 35 岁的吸烟妇女

3. 药物不良反应

- 类早孕反应 关键词
- 阴道不规则流血
- 月经改变
- 体重增加

三、终止妊娠的方法及护理

人工流产的方法及术后护理： 必考点

方法	妊娠周数	主要护理要点
负压吸引术	关键词 6 ~ 10 周	术后留置观察 1 ~ 2h，1 个月内禁盆浴、性生活

小贴士

安全套（93% ~ 95%）使精液不能入阴道而达到避孕目的，且有防止性疾病传播的作用

方法	妊娠周数	主要护理要点
药物流产	妊娠49 d以内者	目前米非司酮与米索前列醇配伍为最佳方案
钳刮术	关键词 11～14周	吸宫术后休息3周，钳刮术后休息4周
依沙吖啶引产	13～28周	术后6周内禁盆浴、性生活

小贴士

理想的产检开始应在怀孕第3个月，理想的产检总数应在9次以上，少于5次则为产检不足

第二节 孕期保健

- 妊娠初诊在早孕第12周进行
- 胎心音正常范围为110～160次/min
- 整个孕期应检查10～12次 秒杀技

检查时间：妊娠6～13^{+6}周、14～19^{+6}周、20～24周、25～28周、29～32周、33～36周 各1次，37～41周则每周检查1次

必考点

秒杀技

- 正常胎动每2 h≥10次，2 h胎动在10次以下提示胎儿宫内缺氧，应立即就诊

第三节 生长发育

一、小儿年龄划分

分期	内容
胎儿期	受精卵形成到胎儿娩出 关键词
新生儿期	出生后脐带结扎到满28 d，其中胎龄满28周至出生后7 d为围生期
婴儿期	出生后到满1周岁之前

分期	内容
幼儿期	满 1 周岁到 3 周岁之前
学龄前期	3 周岁后到入小学前（6 ~ 7 岁）
学龄期	入小学起（6 ~ 7 岁）到进入青春期前
青春期	从第二性征出现到生殖功能基本发育成熟、身高增长的时期

二、生长发育的规律 必考点

规律及影响因素	内容
连续性、阶段性	秒杀技 生后 6 个月内生长最快，尤其是前 3 个月（第一个生长高峰）；青春期生长发育速度又加快（第二个生长高峰）
各系统器官发育的不平衡性	神经系统先快后慢，生殖系统先慢后快，淋巴系统先快后回缩
顺序性	关键词 由上到下，由近至远，由粗到细，由低级到高级，由简单到复杂
生长发育的个体差异性	生长发育虽然按一定规律发展，但是在一定范围内由于遗传、性别、环境、教养等因素的影响存在相当大的个体差异
影响因素	遗传因素和环境因素是影响小儿生长发育的两个最基本因素

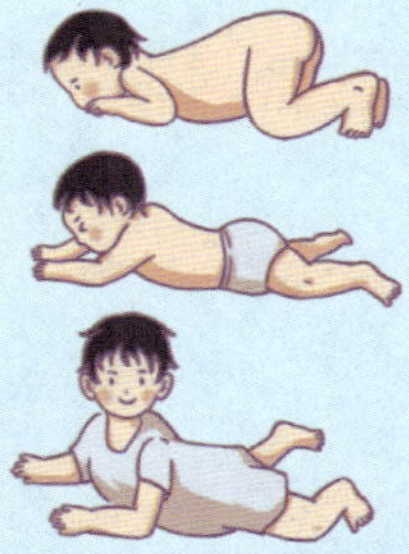
俯卧抬头姿势发育

三、小儿体格发育的主要指标

项目	内容 关键词
体重	新生儿出生体重平均为3.25 kg。3～4个月、1岁、2岁时体重分别为出生体重的2倍、3倍（10 kg）、4倍（12～13 kg） 体重计算公式： 3～12月龄：体重（kg）=[年龄（月）+9]/2 1～6岁：体重（kg）=年龄（岁）×2+8 7～12岁：体重（kg）=[年龄（岁）×7-5]/5
身高	平均出生身高为50 cm，12月龄为75 cm 2～6岁的身高计算公式：身高（cm）=年龄（岁）×7+75 7～10岁的身高计算公式：身高（cm）=年龄（岁）×6+80 心、肝、肾等系统发育与体格增长保持平衡
坐高	出生时坐高为身高的67%，6岁时为55%
头围	出生时为33～34 cm，1岁时为46 cm，2岁时为48 cm，5岁时为50 cm，15岁时为54～58 cm
胸围	出生时为32 cm，1岁时与头围相等约为46 cm，1岁以后超过头围 关键词

项目	内容
腹围	2 岁前与胸围相等，2 岁后比胸围小
上臂围	若为 12.5 ~ 13.5 cm 则为营养中等
牙齿	出生后 4 ~ 10 个月乳牙开始萌出，13 个月未萌出为乳牙萌出延迟，约 3 岁乳牙出齐，2 岁内乳牙数量为月龄减 4 ~ 6
腕骨	1 ~ 9 岁腕部骨化中心的数量约为其年龄加 1
囟门	婴儿出生时前囟长度为 1.5 ~ 2.0 cm，1 ~ 1.5 岁闭合 前囟过小或早闭合见于小头畸形 前囟迟闭合、过大见于佝偻病 前囟饱满常提示颅内压增高，见于脑积水、脑瘤、脑出血等疾病 前囟凹陷则见于极度消瘦或脱水者 后囟最迟生后 6~8 周闭合

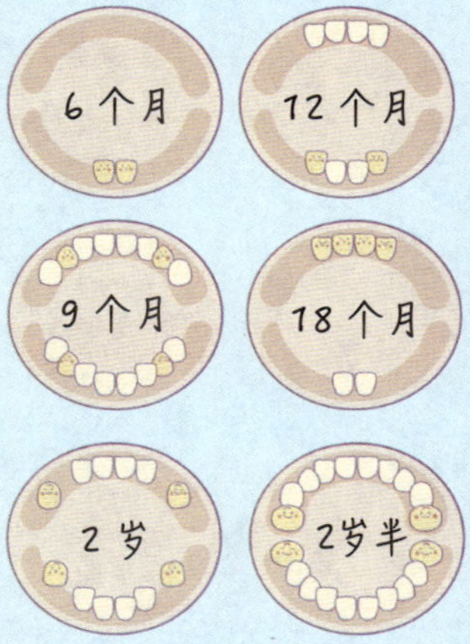

乳牙萌出顺序

第四节 小儿保健

一、新生儿期保健

(1) 按需哺乳。关键词

(2) 出生后 2 周补充维生素 D，接种卡介苗、乙肝疫苗。

二、婴儿期保健

(1) 婴儿每日需要的能量总量为 100 kcal/kg（1 kcal=4.186 8 kJ），水量为 150 mL/（kg · d），6 个月断纯母乳喂养，4 个月以上开始添加辅食

小贴士

新生儿喂养后采取右侧卧位

"汁、泥、末、碎"。

（2）3个月进行把尿，6个月会坐后训练用便盆小便。

（3）动作的发展：二抬四翻六会坐，七滚八爬九会站，一二三岁走跳跑。

（4）语言的培养：发音→理解→表达。8～9个月有意识地模仿发音"爸爸""妈妈"。

（5）计划免疫：☆必考点

疫苗	接种时间	次数	接种部位	途径
乙肝疫苗	出生时，1、6个月（关键词）	3	上臂三角肌	肌内注射
卡介苗	出生2～3d	1	上臂三角肌中部略下处	皮内注射
脊灰疫苗	2、3、4个月，4岁	4	—	口服（关键词）
百白破疫苗	3、4、5个月 18～24个月	4	上臂三角肌	肌内注射
麻疹疫苗	8个月（关键词）	1	上臂外侧三角肌下缘附着处	皮下注射
乙脑减毒活疫苗	1、2岁	2		皮下注射

巧记口诀

出生乙肝卡介苗，二月脊灰炎正好，三四五月百白破，八月麻疹和乙脑

(6) 预防接种的反应：

- 过敏性休克：于注射后数秒或数分钟内发生。表现为烦躁不安、面色苍白、口周青紫、四肢湿冷、呼吸困难、脉细速、恶心呕吐、大小便失禁以至昏迷。将患儿平卧，头稍低，注意保暖，吸入氧气，皮下或静脉注射1：1000肾上腺素
- 晕针：儿童在空腹、疲劳、室内闷热、紧张或恐惧等情况下，在接种时或几分钟内出现。将患儿平卧，头稍低，保持安静，饮少量热开水或糖水，一般可恢复正常。不恢复正常者，皮下注射1：1000肾上腺素
- 过敏性皮疹：荨麻疹最为多见
- 全身感染

关键词

(7) 辅食添加（“汁泥末碎”）：

月龄	食物性状	引入的食物
4～6个月	泥状食物	含铁配方米粉、配方奶、蛋黄、菜泥、水果泥
7～9个月	末状食物	粥、烂面、烤馒头片、饼干、鱼、全蛋、肝泥、肉末
10～12个月	碎状食物	稠粥、软饭、面条、馒头、碎肉、碎菜、豆制品

第五节 青春期保健

关键词

- 性格形成的关键时期
- 最常见心理问题：对自我形象不满，甚至有自杀倾向
- 对青少年进行性教育

第六节 妇女保健

一、婚前保健

- 婚前医学检查
- 婚前卫生指导
- 婚前卫生咨询

二、生育期保健

- 一级预防：普及孕产期保健、计划生育知识
- 二级预防：早发现，早防治
- 三级预防：降低孕产妇和围生儿死亡率

三、围生期保健

产后访视开始于产妇出院后3 d内、产后14 d和28 d，共3次。

四、围绝经期保健

指导避孕至停经1年以上，宫内节育器绝经1年后取出。

第七节 老年保健

一、老年人的心理特点

整合良好型	面对新生活具备良好的适应能力和自我认知能力	
防御型	否认衰老，刻意追求目标	
被动依赖型	寻求援助型：通过外界帮助适应老年期的生活	
	冷漠型：生活无目标，对周围事物不关心，不与他人联系，不参加社会活动	
整合不良型	存在明显的心理障碍	

小贴士

老年人主动脉和周围动脉壁硬化，收缩压、脉压升高

二、老年人的日常保健

1. 患病特点

临床症状、体征不典型，多种疾病共存，病程长、病情重，易发生水、电解质紊乱，意识障碍。

2. 运动原则

每日运动总时间≤2 h，一般老年人运动后最宜心率（次/min）=170−年龄（岁）。

关键词

3. 跌倒防护

变换体位时，动作缓慢，以免发生体位性低血压；洗浴时间一般不超过20 min，水温以35～40℃为宜。

4. 用药安全

- 从小剂量开始，减少用药品种
- 联合用药时注意药物的配伍禁忌
- 密切关注用药后的反应

第十八章 中医基础知识

一、中医学基本概念

1. 整体观念

强调人体自身是一个有机整体，相互协调、相互作用、相互影响。

2. 辨证论治

关键词

- 四诊：望、闻、问、切
- 辨证：明确疾病原因，论治是辨证的目的
- 辨证论治：中医治疗疾病和处理疾病的基本原则

二、五行

1. 五行的归类和特性

自然界					五行	人体					五行特性
五味	五色	五化	五气	五季		五脏	五腑	五官	五体	五志	
酸	青	生	风	春	木	肝	胆	目	筋	怒	木曰曲直
苦	赤	长	暑	夏	火	心	小肠	舌	脉	喜	火曰炎上
甘	黄	化	湿	长夏	土	脾	胃	口	肉	思	土爰稼穑
辛	白	收	燥	秋	金	肺	大肠	鼻	皮	悲	金曰从革
咸	黑	藏	寒	冬	水	肾	膀胱	耳	骨	恐	水曰润下

2. 五行的生克乘侮及关系

（1）生克乘侮：

- 相生：促进、助长和滋生
- 相克：抑制和制约
- 相乘：过度克制
- 相侮：反向克制

(2) 关系：

- 相生关系：木生火、火生土、土生金、金生水、水生木
- 相克关系：木克土、土克水、水克火、火克金、金克木
- 五行之间的关系：相生、相克、相乘、相侮

三、五脏　必考点

名称	生理功能	开窍于	其他络属关系
心	主血脉，主神志	舌	其华在面，心与小肠相表里
肝	主疏泄，主藏血，主筋	目	其华在爪，肝与胆相表里
脾	主运化，主统血，主肌肉和四肢	口	其华在唇，脾与胃相表里
肺	主气，司呼吸，主宣发肃降，通调水道，主皮毛	鼻	其华在毛，肺与大肠相表里
肾	主藏精；主人体的发育与生殖；主水液；主纳气；主骨，生髓	耳	通于脑，下系二阴，其华在发；肾与膀胱相表里

小贴士

肾为先天之本，脾为后天之本

四、六腑

六腑	生理功能
关键词 胆	贮藏和排泄胆汁，促消化，主决断
胃	主受纳与腐熟水谷
小肠	主泌别清浊，接受胃中传来的水谷

小贴士

六淫：风、寒、暑、湿、燥、火6种外感病邪的统称。正常情况下称为六气，能使人致病的反常气候叫作六淫。风邪为百病之长，是最常见的致病因素

六腑	生理功能
大肠	接受小肠下传的糟粕，使之成大便排出体外
膀胱	贮尿和排尿
三焦	总司人体的气化作用，为水液代谢的通路

五、气的分类

- 元气：人体中最根本、最重要的气，推动人体的生长、发育和生殖
- 宗气：谷气与自然界清气相结合而积聚于胸中的气
- 营气：行于脉中，具有营养作用的气
- 卫气：行于脉外，具有保卫作用的气

六、中医治病八法

方法	特点
汗法	使患者出汗而逐邪外出
吐法	引导病邪、有害物质从口涌出
下法	通泻大便，排除蓄积
和法	用和解的方法
温法	祛除寒邪、补益元阳
清法	治疗热证，清热保津，除烦解渴
消法	渐消缓散，破坚消积
补法	补益机体阴阳气血之不足或脏腑虚损

七、中药五味

五味	作用
酸 关键词	收敛、固涩
苦	泻火、燥湿、通泄、下降

五味	作用
甘	滋补、和中或缓急
辛	发散、行气
咸	软坚、散结

八、汤剂的煎法

1. 煎药时加水

第一煎加水超过药面 3 ~ 5 cm，第二煎加水超过药面 2 ~ 3 cm。

2. 煎药时间

药物	第一煎于沸后煮	第二煎于沸后煮
一般药	30 min	25 min
解表药	20 min	15 min
滋补药	60 min	50 min

小贴士

• 煎药用具：砂锅（最常用），忌用铁锅

• 煎药用火："先武后文"

第十九章 法律法规与护理管理

第一节 与护士执业注册相关的法律法规

一、护士执业注册

秒杀技

《护士条例》于2008年5月12日实施。

1. 护士执业注册条件 ☆必考点

- 具有完全民事行为能力
- 在中等职业学校、高等学校完成国务院教育主管部门和国务院卫生主管部门规定的普通全日制3年以上的护理、助产专业学习，包括在教学、综合医院完成8个月以上护理临床实习，并取得相应的学历证书
- 通过国务院卫生主管部门组织的护士执业资格考试
- 符合国务院卫生主管部门规定的健康标准

2. 护士执业注册申请与管理 关键词

护士执业注册申请与管理
- 首次
  - 通过护士执业资格考试之日起3年内提出，注册后的有效期为5年
- 变更
  - 执业地点发生变化者需要办理变更手续，变更后有效期为5年
- 延续
  - 有效期届满前30d提出申请
- 重新
  - 应用的情形：注册有效期届满未延续注册、吊销执业证书且吊销之日起满2年 关键词
- 注销
  - 由卫生行政部门收回执业证书
  - 自注销之日起证书失去效力，护士不能继续执业，继续执业属于违法
  - 应用的情形：注册有效期届满未延续注册，受吊销护士执业证书处罚，护士死亡或丧失民事行为能力

3. 护士执业相关法律

出现下列情形之一，严重者暂停6个月以上、1年以下执业活动：

- 发现患者病情危重未立即通知医师
- 发现医嘱违反法律、法规或诊疗技术规范规定时，未提出异议或报告
- 泄露患者隐私
- 发生医疗事故、公共卫生事件，不服从安排参加医疗救护

第二节 与临床护理工作相关的法律法规

一、《中华人民共和国传染病防治法》

目前，本法列入的法定传染病共有41种，其中甲类2种、乙类28种、丙类11种。

二、《医疗事故处理条例》

1. 构成要素 ☆ 必考点

- 主体：医疗机构及其医务人员
- 行为的违法性
- 过失造成人身损害："过失""人身损害"

2. 医疗事故的分级 ☆ 必考点

一级医疗事故	造成患者死亡、重度残疾的
二级医疗事故	造成患者中度残疾、器官/组织损伤导致严重功能障碍的
三级医疗事故	造成患者轻度残疾、器官/组织损伤导致一般功能障碍的
四级医疗事故	造成患者明显人身损害的其他后果的

小贴士

- 拓展：发现甲类传染病和乙类传染病中的肺炭疽、传染性非典型肺炎、脊髓灰质炎，或发现其他传染病和不明原因疾病暴发时，应于2h内报告；对其他乙、丙类传染病患者和疑似患者，以及规定要报告的传染病病原携带者，应于诊断后24h内报告

3. 不属于医疗事故的几种情形

(1) 在紧急情况下为抢救垂危患者生命而采取紧急医学措施造成不良后果的。

(2) 在医疗活动中由于患者病情异常或者患者体质特殊而发生医疗意外的。

(3) 在现有医学科学技术条件下，发生无法预料或者不能防范的不良后果的。

(4) 无过错输血感染造成不良后果的。

(5) 因患方原因延误诊疗导致不良后果的。

(6) 因不可抗力造成不良后果的。

4. 侵犯患者隐私

- 未经患者许可而允许学生观摩
- 未经患者同意公开患者资料
- 趁机窥探与病情无关的身体其他部位
- 故意探秘其他与诊疗无关的患者隐私和泄露患者隐私

三、《中华人民共和国献血法》

小贴士

负责组织献血工作的机构是：地方各级采供血机构

秒杀技

- 我国实行无偿献血制度，年龄应在 18 ~ 55 周岁

秒杀技

- 献血：一次献血 200 mL，最多不超过 400 mL，两次采集的间隔时间不少于 6 个月
- 献血后局部按压 5 ~ 10 min，保护好穿刺部位 24 h
- 献血前 3 d 不要服药

第三节 医院护理管理的组织原则

- 等级和统一指挥原则：上级指挥下级，下级听从上级
- 专业化分工与协作原则：按照专业进行合理分工

- 管理层次原则：垂直等级结构
- 有效管理幅度原则：层次越高，管理的下属人数越少
  关键词
- 职责与权限一致原则
- 集权与分权结合原则
- 任务与目标一致性原则
- 稳定适应的原则
- 高效精干原则
- 执行与监督分设原则

第四节　临床护理工作组织结构

一、护理组织结构

- 院长领导：护理副院长、护理部主任、科护士长、护士长，实施垂直管理
- 主管医疗护理副院长领导：护理部主任、科护士长、护士长
- 床位不满300张的医院：总护士长、护士长（二级管理）
- 主管院长领导：护理部主任、科护士长、护士长

二、护理工作模式 ★必考点

工作模式	工作方式	优点	缺点
个案护理	一位患者由一名护士负责	护理人员责任明确，责任心较强	人力需求较大，成本高
功能制护理	以工作任务为中心的护理方式	分工明确，效率高，需要护理人员较少	护理人员对患者的护理缺乏整体性的认识

工作模式	工作方式	优点	缺点
小组护理	一组护士负责一组患者	任务明确，彼此合作，互相配合	工作责任到组而不到人，护士的责任心不强
责任制护理	由责任护士和相应辅助护士对患者进行有计划有目的的整体护理，以患者为中心，要求患者从入院到出院，由责任护士及其辅助护士负责	护士责任感增强，患者安全感增强	对责任护士的整体水平要求较高
系统性整体护理	心理、生理、社会等全方位的最佳护理	好	—

第五节　医院常用的护理质量标准

一、护理质量标准体系结构

关键词

- 要素质量：提供护理工作的基础条件质量
- 环节质量：护理工作的活动过程质量
- 终末质量：患者得到的护理效果质量

二、护理质量标准 秒杀技

- 特级、一级护理：设专人 24 h 护理
- 急救物品：定专人保管，定时检查核对，定点放置，定量供应，定期消毒，合格率为 100%（关键词）
- 基础护理 秒杀技
- 消毒灭菌：无菌物品灭菌合格率为 100%

第六节 医院护理质量缺陷及管理

一、护理质量缺陷预防

- 关键在于预防 秒杀技
- 发生护理差错后，立即报告护士长及科室领导
- 发生差错事故，护士长应在 24 h 内上报

二、护理质量缺陷控制

- 机制：持续改进
- 戴明环（PDCA）：计划（P）、实施（D）、检查（C）、处理（A）

必考点

第二十章 护理伦理

第一节 护士执业中的伦理和行为准则

基本原则	特点
关键词 尊重原则	尊重患者及家属的人格尊严和权利，尊重患者的自主权利
有利原则 （行善原则）	把患者的健康利益置于首位
不伤害原则	为患者提供护理服务时，使患者免受不应受到的身体伤害、精神伤害及经济伤害
公正原则	公正地对待每一位患者

第二节 护士的权利与义务

护士的权利与义务

- 权利
  - 自主护理权
  - 特殊干涉权
  - 人格尊严和人身安全不受侵犯权
  - 工资、福利待遇的保障权
  - 职业卫生防护权
  - 职称晋升、学习培训权
  - 获得表彰和奖励权
- 义务
  - 遵守法律、法规和诊疗护理规范的义务
  - 正确执行医嘱的义务
  - 如实记录和妥善保管病历的义务
  - 及时救治患者的义务
  - 向患者解释和说明的义务
  - 尊重和保护患者隐私的义务
  - 参与突发公共卫生事件救护的义务

第三节　患者的权利与义务

- 患者的权利与义务
  - 权利
    - 基本医疗权
    - 知情同意权
    - 隐私保密权
    - 医疗监督权
    - 医疗诉讼权
    - 免除社会责任权
    - 被照顾和被探视权
    - 复制个人病历资料权
  - 义务
    - 配合医疗护理的义务
    - 尊重医护人员的义务
    - 保持和恢复健康的义务
    - 维护医院秩序和遵守医院规章制度的义务
    - 缴纳医疗费用的义务
    - 支持医学教育和科研的义务

第二十一章 人际沟通

第一节 概 述

一、人际沟通类型

秒杀技

- 语言沟通：以语言文字为媒介，包括口头语言沟通和书面语言沟通两种类型
- 非语言沟通：表情、动作、眼神、着装

二、影响人际沟通的因素

1. 环境因素

- 噪声
- 距离
- 隐秘性

2. 个人因素

- 生理因素：永久性生理缺陷、暂时性生理不适
- 心理因素

3. 文化因素

知识、信仰、习俗、价值观。

4. 语言因素

表达方式。

第二节 护理工作中的人际关系

一、人际关系的特点

- 社会性（基本特点）
- 复杂性、多重性、多变性、目的性

小贴士

- 亲密距离：用于进行查体、护理操作、心理安慰等，小于 50 cm
- 个人距离：用于与患者进行交谈，如询问病史或进行健康指导等，50～100 cm
- 社会距离：用于护士同事一起工作时或护士通知患者吃饭等，1.1～4.0 m
- 公众距离：用于正式公开讲话中，如上课、开会等，大于 4 m

二、人际认知理论

1. 认知效应

首因效应	第一印象
近因效应	最近或最后获得的信息而对总体印象产生最大影响的效应
社会固定印象（刻板印象）	对社会群体形成的固定概括的看法，如商人精明、知识分子文质彬彬等
晕轮效应	又称月晕效应或光环效应，对一个人的某种特征形成印象后，推测此人的其他特征
先礼效应	先用礼貌的语言行为使对方容易接受
免疫效应	一个人已经接受并相信某种观点时，则会对相反观点产生抵抗力

2. 人际吸引的规律

相近吸引、相似吸引、相补吸引、相悦吸引、仪表吸引、敬仰性吸引。

3. 患者角色的适应

(1) 角色行为缺如：没有进入患者角色，不承认自己是患者。

(2) 角色行为冲突：在适应患者角色过程中，与其各种角色发生心理冲突而引起行为的不协调。

(3) 角色行为强化：安于患者角色，产生退缩和依赖心理，借生病而逃避某些责任等。

(4) 角色行为消退：适应患者角色后，又重新承担起本应免除的社会责任而放弃患者角色。

(5) 角色行为异常：患者受病痛折磨感到悲观、失望，甚至攻击医务人员、自杀等。

三、护理人际关系

必考点

1. 护患关系的基本模式

模式	特点	适用情况
主动－被动型	护士为患者做治疗	昏迷、神志不清
指导－合作型	护士告诉患者应该做什么及怎么做	急性疾病、外科术后恢复期
共同参与型	护士协助患者进行自我护理	有一定文化知识的慢性疾病患者

2. 护患关系发展过程

关键词

- 初始期：建立信任关系
- 工作期：为患者实施治疗的护理阶段
- 结束期：与患者共同评价护理目标的实现情况

3. 影响护患关系的主要因素

信任危机、角色模糊、责任不明、权益影响、理解差异。

必考点

4. 影响护士与患者家属关系的因素

- 角色期望冲突
- 角色责任冲突
- 经济压力过重

小贴士 1

护患关系的实质是帮助与被帮助的关系

小贴士 2

保持良好的目光接触，用30%～60%的时间注视患者的面部

第三节 护理工作中的语言沟通

一、语言沟通的基本原则

关键词

尊重性（首要原则）、科学性、目标性、规范性、真诚性、艺术性。

二、交谈的基本概念

- 交谈的基本概念
  - 类型
    - 个别交谈与小组交谈，将参与人数控制在3～7人，最多不超过20人
    - 面对面交谈与非面对面交谈
    - 一般性交谈与治疗性交谈
  - 护患交谈技巧（关键词）
    - 倾听
      - 目的明确
      - 控制干扰
      - 目光接触
      - 姿势投入
      - 及时反馈
      - 判断慎重
      - 耐心倾听
      - 综合信息
    - 核实
      - 重述
      - 澄清
    - 提问
      - 开放式提问
      - 闭合式提问　秒杀技
      - 移情
      - 沉默
      - 鼓励

第四节　非语言沟通

一、非语言沟通的主要特点　关键词

真实性、广泛性、持续性、情景性。

二、护士非语言沟通的主要形式

1. 目光

注视患者时，最好是平视。护患沟通过程中，护士与患者目光接触的时间应不少于全部谈话时间的30%，也不超过全部谈话时间的60%；如果是异性患者，每次目光对视的时间不超过10 s。

2. 微笑

护士微笑的艺术：真诚、自然、适度、适宜。

3. 触摸

在护理中的应用：健康评估、给予心理支持、辅助疗法。

小贴士 1

在倾听时，护士不要急于作出判断

小贴士 2

澄清是将患者一些模棱两可、含糊不清或不完整的陈述描述清楚

小贴士 3

• 开放式提问：答案不唯一，可获得更多、更真实的资料

• 封闭式提问：答案唯一，护士可以在短时间内获得需要的信息

小贴士 4

移情是从他人的角度感受、理解他人的感情，而不是同情、怜悯他人

第五节 护理工作中的礼仪要求

一、礼仪的原则

遵守原则、自律原则、敬人原则、宽容原则、

秒杀技

平等原则（礼仪的核心）、从俗原则、真诚原则、适度原则。

二、护士仪容礼仪要求

（1）面部：仪容自然、清新、和谐、高雅，可以化淡妆。

（2）头饰：头发前不过眉，侧不过耳，后不过领。

- 女护士：长发——盘起或戴网罩；短发——不应超过耳下 3 cm，否则应盘起或使用网罩（秒杀技）
- 男护士：不应留长发或剃光头

三、服饰礼仪要求

（1）护士服：简洁、美观，颜色清淡素雅，整洁、平整。

（2）护士鞋：软底，坡跟或平跟，防滑；白色或奶白色为宜，保持鞋面清洁。

（3）袜子：浅色、单色为宜，如肉色、白色等。

（4）饰物：工作期间不宜佩戴过多饰物。

四、护士的坐姿

（1）上身与大腿、大腿与小腿均呈直角。

（2）双膝、双脚并拢，平落于地或一前一后。

（3）坐在椅子的前部 1/2 或 2/3 处。

（4）双手交叉相握于腹前。 秒杀技